Experiencia VIDAfest

Lic. Bridget Hylak

Pasos norteamericanos en solidaridad con el pueblo mexicano a favor del movimiento provida internacional

Con mucha humildad

Ven, Espíritu Santo, ilumina tu pueblo...

Experiencia VidaFest

Por Lic. Bridget Hylak

Copyright © 2014
Come Alive Communications, Inc.
West Grove, Pennsylvania USA
www.ComeAliveUSA.com
Todos los derechos mundiales reservados.

Portada:
VidaFest Nacional • Grupo Verdad y Vida
Querétaro, QRO
Usado con permiso

Primera impresión:
12 de diciembre de 2014

Casa Editorial:
Come Alive Communications, Inc., West Grove, PA EEUU
www.ComeAliveUSA.com

Distribución en Latinoamérica:
VidaFest Nacional y Voces Unidas por la Vida, Querétaro, QRO MEXICO
www.QueMexicoViva.mx

Esta obra no puede ser reproducida o trasmitida en ninguna forma o por cualquier medio, ya sea electrónico o mecánico, incluido fotocopiado, grabación, o por cualquier sistema de almacenamiento y recuperación de información, sin el permiso por escrito del propietario de los derechos de autor o a su designado.

Todas aquellas personas que deseen citar fielmente fragmentos de hasta un párrafo de este texto, sin tergiversación y sin manipulación, son libres de hacerlo. Si la cita se hace por escrito o si se la retransmite por Internet o correo electrónico, sírvase INCLUIR la debida atribución (título, autor y casa editorial), así como la indicación de derechos de propiedad intelectual de arriba. Gracias.

ISBN-13: 978-0-9863179-0-3
ISBN-10: 098631790X

Dedicatoria:

Al pueblo mexicano,
que evite los errores cometidos
y las heridas sufridas
por cada persona y cada nación
que ha aceptado el aborto como opción.

A la Guadalupana,
que siempre era mi madre de verdad.

A San Juan Dieguito,
que nos inspire y nos llene
con el valor que proviene del amor a Dios

Y a todos los participantes, organizadores y asistentes
a todos los VidaFest mundiales

Ayer,
hoy
y mañana.

JUNTOS venceremos la Cultura de la Muerte
Vida por vida…

Sobre la autora

Graduada en Periodismo de Radiodifusión (Departamento de Comunicaciones), y en Traductorado de Español y Portugués de la prestigiosa universidad norteamericana de Stanford University en California. Becaria del Club Rotario en Buenos Aires, Argentina, donde estudió un año posgrado en la Universidad del Salvador.

Trabajó como Editor trilingüe y Enlace con la prensa angloparlante en la Organización de Estados Americanos en Washington, D.C., y desde 1990 se desempeña como Directora de Comunicaciones y Marketing Multilingües, en Come Alive Communications, Inc. (West Grove, Pennsylvania, Estados Unidos) en que la Sra. Hylak encamina el talento y la producción, tanto de profesionales como de proyectos multifacéticos.

También es Traductora acreditada por ATA (American Translators Association) e Intérprete diplomada para Tribunales estatales, EE.UU. Miembro de la Asociación Nacional para Intérpretes y Traductores Judiciales y de la Sociedad de Periodistas Profesionales. En su vida profesional ha traducido e interpretado millones de palabras en varias especialidades.

Hylak es la intérprete y traductora profesional católica más destacada en todos los Estados Unidos, y trabaja con frecuencia para diócesis, arquidiócesis, sacerdotes, obispos, cardenales y profesionales católicos en todos los campos. Colabora diariamente con un equipo altamente sofisticado de colegas lingüísticos por todo el mundo.

Católica activa y orgullosa pro-vida, también es activista apasionada y conmovedora a favor de la vida. "Tengo el derecho a estar aquí, derecho a decidir por mi propia vida", dice. "Nadie puede socavarle ese derecho básico a nadie, sea su vecino que no le agrada a uno o un bebé en el vientre materno".

Como conferencista, brinda un testimonio tanto profesional como conmovedor que convence, conmueve y satisface. "La razón de ese testimonio es sencilla: es la verdad, a la que todos queremos. La verdad no asusta y tampoco nos aleja, sino que nos llama, nos satisface, nos hace alegres. Incluso las verdades que hemos tenido miedo de enfrentar".

Contenido

El insecto de la rueda (QRO) 7

Respuestas a oraciones que nunca se rezaron (JAL) 39

La (Buena) Lucha (MICH) 81

Palabras esmeradas (DGO) 95

Carrera final (GTO) 153

Capítulo 1

EL INSECTO DE LA RUEDA

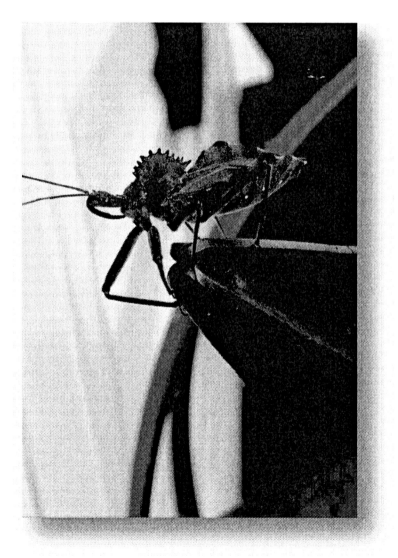

Un insecto de la rueda, en Pennsylvania
Foto: Julia Swankoski

Esto es un insecto de la rueda *(wheel bug)*.

Parecen estar volviéndose muy "populares" últimamente en la región de Pennsylvania, en el sudoeste de los Estados Unidos, donde se encuentra la pequeña y pacífica granja que mi familia y yo consideramos nuestro hogar.

Según los entomólogos, la mordedura de un insecto de la rueda —que también suele llamarse "chinche asesino"— es el dolor más intenso que puede producir un insecto o, al menos, es comparable con los peores dolores. Nunca había visto u oído hablar sobre los insectos de la rueda hasta alrededor de 10 días antes de que mi marido y yo estuvimos listos para acudir a nuestra primera reunión provida VidaFest Nacional, programada para el 7 de septiembre de 2013 en Querétaro, México.

Una tarde de agosto había salido a caminar, como hago todos los días. Era uno de esos días "deliciosos" que disfruto tanto, cuando el sol está alto, las nubes infladas y brillantes y el aire suficientemente cálido como para que una caminata a paso vivo se vuelva vigorizadora y equilibradora. Ni demasiado calor ni demasiado frío; ni demasiado intensa, ni demasiado fácil.

Trabajo con dedicación y vivo para mis caminatas; son un tiempo terapéutico, de meditación, en el que hago un balance de lo que sucede, planifico con anticipación, rezo, canto o, simplemente, sueño. Es el momento perfecto para organizar mi vida y mis pensamientos y lo he estado haciendo desde hace décadas. Es un momento en que la inspiración me resulta más accesible. Tal vez, finalmente, doy a Dios el momento adecuado para escuchar y, a menudo, escribo poesías, ideas o, incluso, dicto discursos, como estoy haciendo en este mismo instante.

Ese día particular, mi caminata se vio interrumpida por un dolor insoportable y agudo en el tobillo. Surgió de la nada, mientras estaba abriendo una de las puertas de un potrero, y me hizo caer de rodillas.

Ni siquiera me dí cuenta de qué había ocurrido. De pronto, sentí como si mi tobillo había sido picado por 50 abejas al mismo tiempo o, tal vez, como si hubiera recibido una puñalada directa y de lleno con un cuchillo Ginsu... sin ninguna intención de salirse.

El dolor no es ninguna novedad para mí. Además de los dolores "habituales" de la vida, como dar a luz varias veces en forma natural, crecer como hija de padres divorciados, vivir con una madre bipolar y trabajar mucho para mantenerme concentrada a pesar de una vida con otras catástrofes personales y familiares, perdí un hijo, Lucas Juan, a la edad de "casi cinco", después de verlo pelear una batalla extenuante contra el cáncer de hígado. La experiencia, si uno sobrevive, definitivamente nos fortalece. Sin embargo, aparentemente no tanto como para superar la mordedura de un insecto de la rueda.

El dolor me derribó. Me sacudí hasta que se me salió el calzado, me rasgué la media e intenté descubrir qué me había sucedido. Sabía que algo me había mordido, pero no podía decir qué era hasta que vi un insecto de aspecto extraño, que no logré identificar, inocentemente alejándose a los saltos.

No puedo probarlo, pero estaría casi dispuesta a apostar que mientras se iba, ese insecto miró atrás y me echó una mirada con una sonrisa presumida...

A los pocos días, mi tobillo se había inflamado como un globo, estaba completamente enrojecida y la sentía caliente. La razón me decía que debía ir de inmediato a la sala de urgencias, lo que hice el domingo rápidamente después de Misa. Teníamos programado viajar a México en pocos días más y necesité que mis dos hijos me ayudaran a salir de la iglesia para entrar al auto que me llevaría al hospital.

Una vez en la sala de urgencias, fui trasladada de inmediato a la sala de tratamiento de "agudos", me dieron antibióticos por vía intravenosa y vinieron a ver médicos. Ya no podía caminar por la hinchazón y el dolor intenso.

Salí del hospital en una silla de ruedas y con algunos de los antibióticos más potentes disponibles. Recibí instrucciones de "no apoyar el pie".

"¿No apoyar el pie?", pensé para mí. "¿Cómo será eso posible si viajaré a México en pocos días más?" Así se lo pregunté al médico.

"¿Viaje internacional?" El médico me miró estupefacto. "Eso tal vez no sea lo más beneficioso para usted en este momento. Si esto no se cura bien, podría perder el pie, ¡o la pierna! La infección ya se ha propagado bastante..."

Los siguientes días, anduve renqueando por la vida y el trabajo, preguntándome cómo iba a ser posible viajar a México. Pero al mismo tiempo, sentía la obligación de hacer este viaje. Mi alma se lo pedía a mi corazón. Fue uno de esos "momentos de vida", como el matrimonio o el nacimiento de un hijo, que solo yo sabía que debía formar parte de la historia de mi vida. Estaba completamente segura de que sería una oportunidad única para el bien del pueblo mexicano. Necesitaba dejar un mensaje provida que pensaba que sería útil a México en ese momento y que luego, todo quedaría atrás. Habría cumplido con lo que el Señor parecía pedir de mí.

Por este mismo tiempo, como encargada de cuidar a mi mamá, y como familiar más próximo de ella, estaba ocupándome de un sinnúmero de sus problemas médicos. Como señora más bien paranoica, que vivió toda su vida acosada por temores, idiosincrasias y perfeccionismo y que fue diagnosticada con "trastorno de personalidad narcisista", confía en muy pocas personas y depende en gran medida de mis decisiones y cuidado. Alrededor de seis meses antes de la VidaFest de Querétaro en 2013, cuando ya habíamos comenzado a conversar sobre el viaje con nuestros anfitriones y a hacer planes, mi mamá comenzó a sufrir problemas reiterados de corazón. Había sido trasladada varias veces al hospital en ambulancia para tratar lo que parecían ser episodios recurrentes y de origen desconocido de taquicardia supraventricular. Entre una y otra visita al hospital, también consultamos a muchos médicos para tratar de averiguar por qué su corazón parecía no "calmarse". Tomaba muchos medicamentos nuevos y seguía tratando de superar sus temores y preocupaciones una y otra vez, recibiendo inyecciones de sustancias químicas para que su corazón no se agitara tanto. En resumidas cuentas, la sola situación de mamá me tenía dando vuelta en círculos sin llegar a ningún lugar.

Ahora, tenía que dar vuelta por esos mismos círculos con *un solo* pie "bueno".

Días después de salir del hospital, todos seguían rezando con ahínco. Desde West Grove en Pennsylvania a Querétaro, Querétaro, el cielo recibió un aluvión de oraciones. Me aseguré de pedir asistencia para discapacitados para mi vuelo y me trasladaron en silla de ruedas hasta el avión. Mi marido me sostuvo la pierna en su regazo durante la mayor parte del viaje, para mantenerla en altura, aún cuando él mismo tiene graves problemas de circulación en las piernas. Cuando llegamos a Dallas, para continuar nuestro vuelo a Querétaro, fuimos recibidos con otra silla de ruedas. Todavía no podía caminar. Cuando, finalmente, aterrizamos en el aeropuerto internacional de Querétaro, salí del avión sentada en otra silla de ruedas más y, en esas condiciones, me encontré con mis maravillosos y sonrientes anfitriones.

Ya conocíamos a nuestra "familia mexicana" – José Luis, Olga y mis cuatro "hijas adoptadas," Sara, Miriam, Mariana y Joana – que serían nuestros anfitriones en este, nuestro primer VidaFest. Dios había preordenado un encuentro providencial con ellos años antes, en los Estados Unidos, pero esa es otra historia. Verlos allí, esperándonos para darnos la bienvenida, me recordó la noche tormentosa, iluminada con velas, en nuestro hogar de Pennsylvania. Ese día, toda la electricidad se había cortado pero el Espíritu Santo nos inspiró a abrirles nuestro hogar para pasar la noche, pese a que nos habíamos conocido solo algunos pocos días antes, en una conferencia.

Esas mismas personas nos estaban esperando con los brazos abiertos y con las dos cosas más importantes que siempre pedimos cuando viajamos a México: ¡mucha AGUA ENVASADA para beber y GRANDES desayunos! El resto de las comidas no nos importan tanto como el desayuno. En los Estados Unidos, en muchas familias y sin duda en la nuestra, el desayuno es la comida más importante y abundante del día. Nos ayuda a enfrentar nuestros múltiples desafíos y largas jornadas de servicio cuando viajamos. Nosotros no nos arreglamos muy bien sin el desayudo, así que siempre hacemos recordar a las personas antes de visitarlas: ¡Comemos *mucho* por las mañanas!

En mis primeras 24 horas en México, traté de quitar el peso de mi pie y no apoyarlo todo lo que podía y caminaba con dificultad y con la ayuda de mi esposo. Respeté rigurosamente las indicaciones del médico, seguí tomando mi antibiótico "fuerte" cada seis horas y ponía la pierna en alto siempre que tenía la ocasión. Para el día siguiente, ¡las cosas milagrosamente habían mejorado! La hinchazón había desaparecido casi por completo, ¡y ahora podía apoyar el pie de nuevo! Sabía que Dios nos había traído acá, y con la ayuda de mi marido a mi lado, todos nuestros amigos devotos y mi familia en los Estados Unidos que cuidaban a nuestros hijos y nuestra casa, así como el cálido abrazo del pueblo mexicano, sabía que en poco tiempo más iba a poder dar mi primer testimonio VidaFest como había ordenado el Espíritu Santo.

De hecho, esa era mi más poderosa oración:

"Por favor, querido Espíritu Santo, intérprete divino, dueño y maestro de las palabras santas del hombre, no mis palabras pero las tuyas... Tu vida en las palabras, tu vida que es la Palabra Viviente que alimenta y anima los corazones hambrientos de los hombres. Ven, Espíritu Santo…"

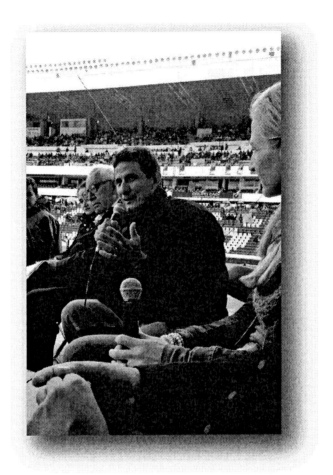

El Padre Carlos Cancelado, yo, y otros conferencistas de "VidaFest QTO 2013"

Querétaro, Querétaro
Estadio La Corregidora • 7 septiembre 2013

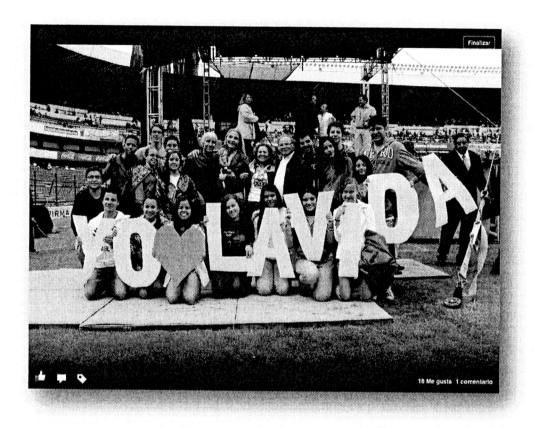

Apenas algunos de los integrantes del equipo VidaFest QTO 2013. Se destacó en especial la gran presencia de jóvenes animados y comprometidos con la causa provida.

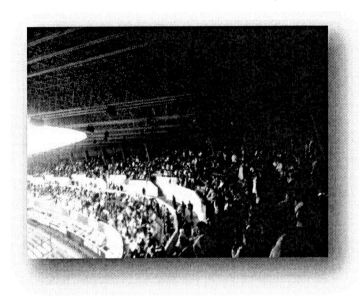

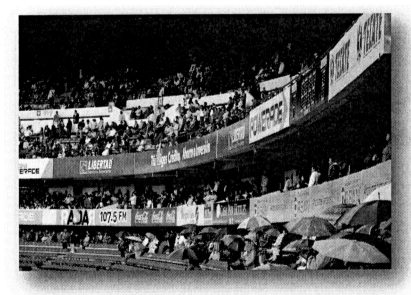

VidaFest QTO 2013 contó con la presencia de más de 20,000 personas acudidas al Estadio La Corregidora a pesar del frío y la lluvia. Soportaron el clima inoportuno para sostener en alto la causa provida.

Querétaro, Querétaro
Estadio La Corregidora • 7 septiembre 2013

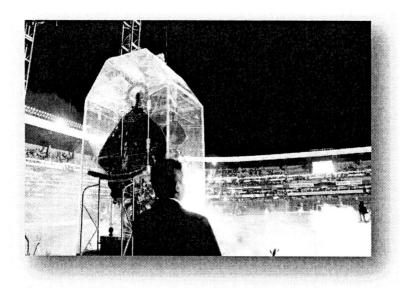

La Gran Patrona del Evento, Nuestra Señora de el Pueblito

El insecto de la rueda

Que me des las palabras, Padre...
Que me des las palabras, Jesús...
Que me des las palabras, Espíritu Santo...
Mi querida familia **Guadalupana (mexicana, cristiana, católica, hasta atea -- quien sea... el mensaje es para todos)**
Indoctrinate = adoctrinar   Brainwash = lavar el cerebro

1) Es toda una polémica lingüística...
Una **red**... *torcida*... de palabras
Un **abuso** de apariencias
Una **campaña de publicidad** tanto
INGENIOSA como **ESTAFADORA**
Una cultura... insidiosa... de la **muerte**
(tan perfectamente denominado por nuestro queridísmo SS. Padre Juan Pablo II) que nos empaña la vista... nos confunde...

Una cultura **NO propiamente norteamericana,** aunque mi querido país seguramente ha adoptado e asimilado... TRAGADO y digerido toda la mentira... de la muerte...

Mis queridos hermanos mexicanos,
Me llamo Brígida Hylak y vengo de los EU.
LUCHÉ por estar aquí porque TEMO ALGO
Hace casi 20 años iba por los EU con un mensaje de amor y de vida que estoy para compartir con uds.
Por exigencias de la carrera y los hijos, para mantener a la familia, dejamos de viajar y nos dedicamos al trabajo y vida en familia

PERO TOMÉ la DECISION de venir aquí porque TEMO algo
TEMO que la misma mentira ya aceptada por TANTOS países – se INFUNDA y DIFUNDA en el suyo

SU cultura mexicana siempre ha enseñado al RESTO DEL MUNDO del aspecto SAGRADO de la familia, niños… su cultura, con LA GUADALUPANA se ha convertido en SIMBOLO de RESPETO y amor hacia los niños no nacidos
Entonces decidí venir con un mensaje ni norteamericano ni mexicano, ni político ni católico, ni cristiano ni musulmán.

Al contrario llevo un mensaje SENCILLO HUMANO!!

El mismo mensaje de la Virgen del Tepeyac ¿acaso nos olvidamos?

En este escenario NO hablaré ni un inglés ni español perfecto, ni portugués ni ruso perfecto… Pero SÍ INTENTARÉ hablar una VERDAD perfecta

Y les admito que aunque soy traductora e intérprete profesional, tengo miedo de que con pensamientos y sentimientos tan profundos, y temas tan claves para el alma, vaya a tropezar un poco con mis palabras.

Pero DESPUÉS me DI CUENTA de que...
Con o SIN errores, me entenderán
LA VERDAD es algo que TODOS YA SABEMOS

Y si me escuchan con el corazón, sí me entenderán
Hasta tanto que NO PODRÁN NEGARME!

No podrán rechazar mis palabras,
Porque susurran una verdad clara y profunda a sus corazones – una verdad que ya saben

Querétaro, Querétaro
Estadio La Corregidora • 7 septiembre 2013

Reconocerán de donde – y de QUIEN – provienen. Y si se me escapa una palabra, fácilmente podrán ayudarme, porque sus corazones, sus conciencias YA SABEN la verdad de la cual voy a hablar.

Y LA VERDAD que todos buscamos es ESTA:
La VIDA y
La VERDAD
¡Van juntos!
Y LLEVAN HACIA EL AMOR... el amor VERDADERO que todos buscamos...

La MUERTE ES mentira...
NO ES la verdad...

ESCÚCHENME bien...
La **muerte siempre ES MENTIRA** y
Lo que LLEVA a la muerte (el sexo como apetito, la pornografía, la lujuria, la gula, el aborto, el acoso, el engaño) es mentira, y **EXPERIMENTAMOS la muerte al VIVIR (o INTENTAR VIVIR) mentiras!**

La VERDAD lleva a la VIDA
La cultura de la MUERTE, de la MENTIRA está en camino hacia su país
Es una ideología que quisiera transponerse sobre ustedes y toda Latinoamérica... mis queridos amigos,
¿LA ACEPTARÁN?

¿O mantendrán el aspecto SAGRADO de la vida, de la familia, de los hijos que SIEMPRE han tenido y ENSEÑADO al resto del mundo...?

¿Comenzarán a usar palabras tales como
"Feto" para bebé no nacido?
"decisión" de la mujer, en vez de responsabilidad y GOZO de los padres?
mi derecho en vez de **mi deber**
conveniencia en vez de amor...?

**Las palabras son muy engañadoras.
Soy lingüista, autor, traductora e intérprete, y en mi vida he leído, corregido, escrito, hablado o traducido millones de palabras en varios idiomas.**

Les SUPLICO que no se dejen llevar por engaños, estafas con las palabras

Como EJEMPLO de esta polémica lingüística, **Juguemos un juego, OK?**

(arriba/abajo, blanco/negro, vida/QUÉ es el OPUESTO de vida?)

(más)

Consideremos otro ejemplo:
'derechos reproductivos'
**Si pensamos bien el significado de esta frase...
¿qué significa?**

Derechos REPRODUCTIVOS...
Todos tenemos el derecho a REPRODUCIR, ¿no es cierto?
Entonces lo que RECLAMA no son derechos REPRODUCTIVOS, sino DERECHOS CONTRA-reproductivos
O sea DERECHOS A ABORTAR

VERÁN mi querida familia mexicana...
que es TODA UNA
POLÉMICA LINGÜÍSTICA
una CAMPAÑA INGENIOSA de PUBLICIDAD
y si NO permiten que las palabras los confundan, los empañen la vista...

VERÁN claramente... cuan fácil que todo el tema es...
y COMPARTIRÁN la VERDAD de la VIDA con TODOS

(presentación de quién soy...)

Mi querida familia mexicana, mi nombre es Brígida Hylak, y tengo el honor de contar con la DOBLE ciudadanía:
La NORTEAMERICANA y la GUADALUPANA!

Y más importante, tengo el derecho a estar aquí.
Vine por primera vez en '83, y principalmente me acuerdo de haber visitado el Santuario de Guadalupe... el mismo año en que me enteré de una triste verdad...

Querétaro, Querétaro
Estadio La Corregidora • *7 septiembre 2013*

Si el aborto fuera legal en mi país en el año 1964, no estaría.

Entonces, mis padres optaron por un aborto ilegal, ya que pensaban que ya no podían soportar a otro hijo – ni emocional ni económicamente. (¿es un cuento familiar, no?)

Fueron entonces al consultorio de nuestro médico de cabecera a quién le explicaron la situación no deseada, y sin pensarlo mucho, el médico **le inyectó a mi madre una hormona** que se llama pitocina, bien conocida en el mundo médico para adelantar y acelerar el parto, ayudar con el alumbramiento

(más)
(TELL REST OF STORY!!!)

Les dirá la gente pro-aborto que *mis padres* tenían el derecho a abortarme.

Les dirán posiblemente que no fue el momento propicio para tener a un hijo, que ya tenían problemas suficientes con el matrimonio y no querían agregar otra responsabilidad a un barco que ya se zozobraba.

Pero mis amigos mexicanos, ¿saben que pasó?

Sobreviví! Sobreviví! Por la gracia del señor, sobreviví!

Y humildemente me presento aquí, agradecida de haber sobrevivido como para hacerme parte de esta gran familia – ese **gran movimiento FAVOR de la vida.**

Sobreviví, y soy yo la quien cuida a mi madre anciana - discapacitada y soltera -- AHORA depende de mí para su vida

¿Curioso, no – como se vuelca la vida?
Al comienzo dependía de ella para sobrevivir, y ahora ella de mí

Y mis propios padres cambiaron sus opiniones respecto del aborto. "¡Vete, veta a salvar a los bebés! Comparte con los mexicanos lo que YO NO SABIA," mi madre me dijo justo antes de subir el avión rumbo aquí. Mis padres ya reconocen el don que es la vida. Ya me han pedido perdón tanto a mi **como al señor que los ama, y los amaba hasta durante esa decisión desesperada y equivocada.**

Pero no estoy aquí para hablar demasiado de ese triste momento de nuestra vida en familia. Ya pasó, perdono a mis padres, y reconozco firmemente que no tenían ni idea lo que hacían en esos días. No tenían la información necesaria como para tomar una decisión estudiada, escuchaban lo que decía la gente y los medios de comunicación-- Que era algo fácil, que la criatura ya no era bebé, que no era humana sino solamente una semilla o grupo de células -- y sólo dicen AHORA que agradecen al señor que no tuvieron éxito sus atentados contra mi vida prenatal. Los amo y les tengo todo respeto como padres míos.

Existe la NECESIDAD de NO JUZGAR las decisiones de nadie, de HACER HINCAPIÉ en el amor y el perdón... porque la decisión de abortar NO ES como elegir o un par de zapatos o de chanclas, ni una galleta de chocolate o torta de manzana... es una decisión desesperada tomada rápido... en nombre de "algo mejor" que jamás llega en su plenitud (a lo menos que pidamos el perdón y aceptamos la responsabilidad)

DE HECHO EL ABORTO DEJA LLAGAS
Heridas
LESIONES
Tanto físicas como emocionales
Que a veces perduran toda la vida
Y por eso
es **IMPRESCINDIBLE INCULCAR**
la **NECESIDAD** del perdón y comprensión
PIEDAD hacia aquellas
PAREJAS
Que han tomado, o se han sentido obligados,
A tomar esta **TRISTE** decisión.
En mis 48 años jamás conocí a nadie que dijera que estuviera contento por haber tomado esa triste y a veces desesperada decisión de abortar

SE PUEDE SANAR!

Lo SÉ MUY BIEN porque, después de los atentados a abortarme a mi, mi madre se embarazó por tercera vez... y en esa oportunidad
El aborto era LEGAL en Nueva York, pero no en mi ciudad de Chicago, en Illinois

Y se fueron los dos esa vez a Nueva York...
Mi madre, desesperada, mi padre convencido, creo, de que otro niño los perjudicaría... con los 2 viviendo un matrimonio tan turbulento... y en vez de **SALVAR** al matrimonio

TERMINÓ siendo la gota que colmó el vaso ya quebradito
Se divorciaron el próximo año

¿POR QUÉ?
Porque la MUERTE jamás lleva al AMOR
LA MUERTE es MENTIRA
Y VIVIR en redes de mentiras es
COMENZAR A MORIR –
¡No se sorprende que el mundo anda tan deprimido!!

Y el **AMOR VERDADERO** no se construye sobre mentiras!!

Y SÍ DEJÓ CICATRICES en los almas de ambos pero CON EL PERDÓN del Señor y MÁS INFORMACIÓN y CONCIENTIZACIÓN que ha tomado lugar en mi país en los últimos años, han podido SANARSE e IR EN ADELANTE en el amor de Cristo!

NO PODEMOS CULPAR a todas las personas que se dejan llevar por los trucos, los engaños del movimiento a favor de la despenalización del aborto, la gran manipulación de palabras que existe:

La gente a favor del aborto dice que:

1) la mujer puede hacer lo que quiera con "su propio cuerpo" – y estoy de acuerdo!
DIOS MISMO nos da el libre albedrío… desgraciadamente, si queremos herirnos, tomar drogas, beber en exceso, mentir o lo que sea – DIOS nos da ese derecho… a decidir o por EL CIELO o no… PERO LA DISTINCIÓN IMPORTANTE es que, una vez embarazada, no es TU PROPIO cuerpo – se trata de 2 cuerpos. **Y quienes quieran aceptar este argumento – que la mujer "tiene derecho a hacer lo que quiera con su propio cuerpo" – les hago una pregunta: ¿QUIÉN LE DIO A ELLA ESE DERECHO? ¡SU PROPIA MADRE! ¿Privarían de esos derechos a sus PROPIAS criaturas…? Es toda una RED de PALABRAS que NO TIENE SENTIDO**

2) Las mujeres pueden decidir o a ser madre o no (estoy de acuerdo con esto también! bajo las leyes de mi Iglesia o de la naturaleza, planificación natural) - pero una vez embarazada, ¡YA ES MADRE! O tuviera la criatura una célula o 10 mil millones, es MADRE

3) (explica:) Supermercado – agarrar una escopeta y disparar a la persona haciendo cola antes de mí – no tengo el derecho LEGAL a matar a esa persona simplemente porque me incomoda, o no es parte de "mi plan"

4) ¿ES esta UNA DECISIÓN
5) que tengo el derecho a tomar??

La DECISIÓN SI EXISTE y TENEMOS TODO EL DERECHO a TOMARLA –

PERO LA DECISIÓN
LA ELECCIÓN que tenemos

viene ANTES del embarazo, no DESPUÉS

Una vez EMBARAZADA, ya TOMAMOS la decisión, y HAY QUE ACEPTAR la responsabilidad

Entonces, ¿el argumento para despenalizar el aborto TIENE SENTIDO O NO?

CLARO QUE NO TIENE SENTIDO,
CLARO que es MENTIRA
Una RED TORCIDA de palabras
Una CAMPAÑA INGENIOSA de publicidad

UNA DECISIÓN a FAVOR de la VIOLENCIA
A FAVOR de crear MAS victimas
A FAVOR de ejercer control y poder sobre otra persona

Pero no debería sorprendernos, porque EL DEMONIO es ASÍ!
ASÍ ACTÚA –
Por medio de la MENTIRA y la MUERTE.

Nos dice: **disfruta del placer, gózate, pero**
ignora la responsabilidad acompañante
(trastorno de bulimia, aborto, etc)
Nos dice: La criatura es malformada, discapacitada

Nos dice: La madre sufre de un trastorno mental, está deprimida – no sería JUSTO sobrecargarla con un bebé
Nos dice – y les DIJO A MIS PADRES – es demasiado! ¡Basta ya! No pueden!! Córtalo! Deshágansе de esa criatura, todo saldrá mejor! Es una CARGA demasiado PESADA!
Pero si me rompo el brazo jugando a fútbol,
Y decido,

BUENO, este brazo ya es demasiado, ya no me sirve, ya no puedo soportarlo, necesito ir en adelante con mi vida YA – me lo voy a cortar para solucionar este problema!

Y al cortarlo, no nos damos cuenta ni pensamos del momento futuro en que estemos cayendo de un acantilado, y es justo ESE BRAZO que nos ayuda a salvarnos la vida...

Justo como yo, el brazo CASI separado del vientre de mi madre, es la quien – SEGÚN ELLA – le salva la vida.

Justo como no se puede hablar del AMOR y la VERDAD sin la VIDA... ni tampoco se puede ENTENDER el AMOR sin incluir también un pequeño detalle, que parece que todos en este mundo tan avanzado y modernizado nos hemos olvidado...

el SACRIFICIO

el AMOR es un SACRIFICIO...

¿SERIA VERDAD?? ¿EL AMOR ES UN SACRIFICIO??

Veamos algo que todos reconocemos:
Un crucifijo.
¿Tienen uds uno a mano?
Yo tengo uno –
No solo una cruz,
Sino un CRUCIFIJO.

¿QUE ES UN CRUCIFIJO?
El símbolo más reconocido del amor que existe sobre la faz de la tierra.
Un cuerpo… destruido, la sangre derramado… el tejido, la piel destrozada…

UN SACRIFICIO PURO del amor.

Una ENTREGA total, de uno – el CRISTO – a nosotros.
POR AMOR.
POR OBEDIENCIA hacia el Padre.
Si hubiera otra manera de salvarnos, seguramente Cristo lo habría elegido –
¿no lo creen?
Pero el Padre dijo que esta fue la única manera de llevar a cabo su voluntad.
Entonces, por obediencia, POR AMOR, Jesucristo aceptó sufrir y demostrarnos lo que ES el amor.

JUSTO como lo hacemos nosotros, los padres, con nuestros propios hijos. ¡No es siempre FÁCIL tener a hijos!

Cuestan dinero, no nos hacen caso a veces, mantenerlos es mucho trabajo

Parece que todo el mundo vive "a la ligera," todo
va cada vez más RÁPIDO..

Cada vez MAS palabras, más textos, más emails...
noticias y películas y emisoras de radio y
televisión - Y MENOS COMUNICACIÓN!

Pareciera que tenemos MIEDO de ser padres,
De SACRIFICAR demasiado, de vivir por OTRO...

(más)

Hay una distinción importante que tengo que hacer en este sentido.

Sacrificios, sacrificios, sacrificio, sí; maltrato, abuso, no.

No podemos permitir que los demás nos maltraten, que la familia, los vecinos nos maltraten.

El Señor mismo nos enseña que amemos a los demás como nosotros amamos a nosotros mismos. **Es fundamental amarnos a nosotros mismos para poder entender cómo amar a los demás,** y para tener la fuerza para difundir ese amor a la comunidad, y a la familia.

Sacrificio sí, **en nombre del amor.** El amor siempre busca el bien de la otra persona. Pero eso significa que no permitimos que nos maltraten porque entonces estamos permitiendo que pequen contra nosotros.

En estas situaciones, mi querida familia mexicana, hay que buscar la ayuda de profesionales, sacerdotes, médicos, amigos.

Sacrificios, sacrificios, sacrificio y tolerancia, sí. Maltrato y abuso, no.

**
Y hablando del SACRIFICIO, el DON de la vida, y el AMOR… hay otro capítulo de mi historia que quisiera compartir con uds.

SE LLAMA LUCAS JUAN

MEDJUGORJE

(más)

Sí creo que es UNA CALIDAD DEL AMOR que busquemos el bien del otro… hasta que sí, a veces, tenemos que METERNOS la pata, o por lo menos una palabrita, de sugerencia, de consejo… no para que vivan de acuerdo con lo nuestro, SINO que CONSIDEREN lo nuestro como una opción – y a la vez escuchemos…

(más)

Ustedes se dieron cuenta de cuál es el nombre de este estadio?
La Corregidora, porque desde acá, vamos a corregir los errores que existen en el vocabulario del movimiento de esta masacre. Las mujeres somos Corregidoras los hombres Son los corregidores, y la Guadalupana a quien todos llamamos virgen e imploramos en cada necesidad, es la Corregidora primordial

Ahora, consideren bien su respuesta a estas preguntas.
Quién tiene más derechos en una agresión? El agresor fuerte o la víctima débil?

Quién tiene más derechos en un tiroteo? Los delincuentes disparando sin querer o los peatones cercanos inocentes y sin arma, saliendo para dar un paseo?

Es curioso que en esos 2 casos, tenderíamos a decir que la VICTIMA debería tener más derechos – los peatones, la víctima de una agresión, en vez del agresor o delincuente.

Pero a veces, no pensamos así cuando tiene que ver con un ABORTO.
O POR LO MENOS, los medios (de comunicación en mi país) no lo pintan así.

ES TODO UN CUADRO DIFERENTE.

No estamos pidiendo MAS derechos de parte del niño no nacido, sino derechos IGUALES. DERECHO ALGUN. Derecho solo a la VIDA para poder después gozar de la plenitud de los derechos bajo la ley.

Si les privamos de la vida a los niños no nacido, les privamos de TODO.

**

Esto no significa que desprecie mi país. Hay millones de norteamericanos que se han unido en la lucha contra el aborto. Amo mi país como durante casi 22 años he amado a mi esposo - con paciencia y pasión, con un amor desinteresado que busca el bien del otro y no se calla al ver

incoherencias, errores o injusticias - por eso el nuestro es un matrimonio bastante animado y ruidoso a veces, pero vamos en adelante, fuerte en el amor de la verdad. Hay mucho que falta en cualquier relación humana, pero la VERDAD del amor, y vice versa, si la tenemos. Y es justo eso lo que quiero para mi país -- jamás la abandonaría, igual que no abandonaría a mi esposo, mi familia, mi Iglesia.... Y es por eso que estoy Aquí hoy. LA VERDAD, que es el AMOR VERDADERO, que es la VIDA MISMA, tiene que entenderse! Debe escucharse!
Y hablar de las fallas actuales, lo doloroso y equivocado que es el aborto, es la única manera de quedarme en el amor... La COMUNICACIÓN también es el AMOR- comunión, unión entre tú y yo...
(más)
**

"¿No estoy aquí yo, que soy tu Madre? ¿No estás bajo mi sombra y resguardo? ¿No soy yo la fuente de tu alegría? ¿No estás en el hueco de mi manto, en donde se cruzan mis brazos? ¿Tienes necesidad de alguna otra cosa?"
-"Oye y pon bien en tu corazón, hijo mío el más pequeño: nada te asuste, nada te aflija, tampoco se altere tu corazón, tu rostro; no temas esta enfermedad ni ninguna otra enfermedad o algo molesto, angustioso o doliente.
-
Y tú... tú eres mi mensajero, en ti pongo toda mi confianza. "Y sábete, hijito mío, que yo te pagaré tu cuidado y el trabajo y cansancio que por mí has hecho; ahora vete..."

Capítulo 2

Respuestas a oraciones que nunca se rezaron

Casi tan pronto como regresamos a casa desde Querétaro, comenzaron a llover las llamadas telefónicas y los mensajes electrónicos con invitaciones para hablar en futuras reuniones de VidaFest. De hecho, esa jornada fría y lluviosa en Querétaro, cuando más de 20,000 personas llenaron el Estadio Corregidora, parece haber sido el día en que se creó todo un movimiento.

Acepté tantas invitaciones como me pareció humanamente posible, pero con cada vez más tareas profesionales en los tribunales, en los consultorios y la oficina, así como el estado de "ocupación" familiar perpetuo de toda esposa y madre de tres adolescentes, estaba comenzando a sentir una inmensa presión.

La salud de mamá había seguido escapándose de todo control. Casi todos los días estaba con ella, ya sea para visitar a algún médico o para que le realizaran un estudio. Los médicos seguían enviándola de regreso a su casa. Yo insistía en que se mudara con nuestra familia porque creíamos que no iba a sobrevivir. Fue una inmensa fuente de conmoción personal y ansiedad para todos nosotros.

Finalmente, después de más de ocho meses de tratamientos médicos, descubrimos el origen de todas las complicaciones cardíacas que había estado sufriendo: un cálculo renal. No se trataba de un simple cálculo renal común sino de una piedra enorme de más de dos centímetros, firmemente atascada en un uréter. El cálculo "probablemente ha estado allí desde hace mucho tiempo", nos dijo uno de los médicos. Le había bloqueado la totalidad del riñón derecho, que estaba necrótico, horriblemente infectado y era apenas funcional. Todos sus análisis de sangre estaban fuera de los valores normales. El nivel de enfermedad en su cuerpo estaba incidiendo en todo su organismo, desde el corazón hasta el cabello que se le caía de a mechones. En realidad, hasta era un "milagro" que hubiera sobrevivido.

Tan pronto como recibió el diagnóstico final en octubre de 2013, solo dos meses antes de la fecha prevista para nuestro viaje a la segunda reunión de VidaFest, mamá estaba al borde de un choque séptico. Durante otra hospitalización de urgencia más, esta vez de casi un mes, los médicos le explicaron de manera inequívoca que se le tendría que extirpar el riñón. Fue dada de alta en el hospital y llegó a nuestra casa con una bolsa para nefrostomía que le colgaba de un costado del cuerpo y que debía vaciar todos los días, así como antibióticos potentes. Además, la programaron para la operación de extirpación del riñón derecho para el 1 de enero de 2014. No se le podía realizar la intervención antes de esa fecha porque tenía el riñón demasiado infectado.

Había estado cerca de la muerte, muy cerca.

No tengo ninguna duda, y tampoco la tiene mamá, de que las oraciones de todos nuestros amigos en México que participan en VidaFest y que rezaban fervientemente por ella como les había pedido, fue muy importante para su supervivencia. En realidad, las dificultades que encontramos al regresar a casa en los Estados Unidos repercutían de diferentes maneras en las vidas de casi todas las personas comprometidas con la organización o que participaron en VidaFest. Daba la impresión que divulgar las verdades del mensaje provida no era algo apto para los débiles de espíritu.

Afortunadamente, cuando Dios pide grandes esfuerzos, la fuerza de la verdad está presente para acompañar a sus soldados. La verdad es un motor poderoso, y aquellos que tratan de vivir en ella, a menudo, se ven forzados a compartir. La verdad da tanto al corazón de los hombres que las personas que tratan de compartirla son, a veces, percibidas como "avasalladoras" cuando, en realidad, solo están tratando de ofrecer algo que consideran bueno, que les ha conmovido y que ha mejorado enormemente sus vidas.

Por lo general, creo que estas motivaciones se originan en el amor.

La atracción de la verdad es innegable. Prevalece por sí misma. Todos los hombres y mujeres pueden verla y reconocerla pero la forma en que compartimos la verdad, y las palabras que elegimos para hacerlo, tienen muchísima importancia. En última instancia, cada persona debe llegar a la verdad por su cuenta. Dios quiere nuestra respuesta libre y bondadosa, que brota de la esperanza y la alegría, no de la coerción o la culpa. Creo que tendríamos que tratar de recubrir nuestra verdad con envoltorios claros, transparentes e indiscutibles, que permitan a los demás ver, por sí mismos, que los contenidos son esenciales para la felicidad y la existencia. No creo que necesitemos preocuparnos demasiado por el modo en que se reciben esas verdades o si se reciben o no.

Dios puede obrar mucho por intermedio de muchas personas y, a menudo, obra por intermedio de una serie de personas con el paso del tiempo. No es necesario que veamos los frutos, o los resultados, de haber compartido la verdad con los demás. Como las personas no siempre están preparadas o dispuestas a oír un mensaje cuando se les ofrece, trato de ser positiva y de estar en paz, sin importar las reacciones o respuestas cuando hablo a alguien, a cualquier nivel, ya se trate de un vecino en el almacén o de un estadio entero, lleno de personas. Después, Dios puede utilizar a otra persona, algún otro día, para terminar una obra que comenzaron otros.

Mi madre, por supuesto, es una parte muy importante de mi testimonio. Pese a que los detalles de cómo afectó el aborto a mi familia son una parte muy personal de "mi propia historia", también sentí que debía a mi familia la cortesía de tener su bendición antes de compartir detalles íntimos de nuestra vida familiar. En especial, realmente sentí que necesitaba el permiso explícito de mamá, así como de mi padre y su esposa quienes, después de 40 años casados por la ley, finalmente contrajeron matrimonio por la Iglesia católica en 2013.

Pese a que todos los integrantes de la familia transitamos por un divorcio difícil, ahora "todos somos adultos", todos estamos tratando de vivir en amor y armonía, perdón y esperanza. Todos hemos confiado en Dios para recomponer el pasado. Es por eso que, en cada uno de mis testimonios de VidaFest, me aseguro de agradecer a los tres, a mamá, a papá y a mi "otra mamá". Su decisión de permitirme compartir esta historia en beneficio de los demás es generosa y positiva. De la misma manera que la elección de abortar un niño se propaga en ondas como las olas que se forman después de haber arrojado una piedra en el agua de un lago, sentí que la decisión de mi familia de permitirme hablar sobre este tema tan delicado tendría un efecto similar: propagarse en ondas para el bien y, con suerte, llegar a muchas personas, directa e indirectamente, con un mensaje que mi propia familia jamás tuvo la oportunidad de escuchar.

Guadalajara, Jalisco
Estadio 3 de marzo • 7 de diciembre de 2013

Pese a que había aceptado la invitación para disertar en Guadalajara el 7 de diciembre, comenzaba a preguntarme cómo podría ser eso. Las crecientes inquietudes sobre la salud de mamá nos acosaban diariamente. Hasta que se le extrajera el riñón, su situación era precaria. Era fundamental planificar tediosamente y rezar y, pese a que rezo todos los días, asisto a Misa todas las semanas y, siempre que puedo, también lo hago en la semana, para ir a Misa todos los días dependo de la ayuda de mi esposo para mantener ordenada a nuestra familia. No me decepcionó.

Mis hijos, que habían sido cuidados en los hogares de parientes y amigos durante la reunión VidaFest de Querétaro en septiembre, nos explicaron que era "realmente difícil" trasladar sus vidas y sus tareas escolares a una casa completamente nueva y tratar con muchas personas distintas para cuidarlos. Si bien mis hijos aman y aprecian la ayuda de nuestros amigos y parientes, ahora que VidaFest se estaba volviendo un "suceso regular" en nuestra vida familiar, anhelaban la continuidad necesaria de su propio hogar para mantener la exigencia del ritmo que requieren sus estudios y demás actividades.

Los dos nos dijeron que les "gustaría" poder quedarse en casa de alguna manera durante nuestro próximo viaje a México. Nuestros dos hijos, Benjamín y Blas, son muy buenos alumnos y el estudio es importante para ellos. La escuela estaba a toda marcha y analicé diversas opciones para tratar de respetar sus deseos.

Nuestra hija Verónica ya va a la universidad y no podía regresar a casa para cuidarlos. Todos nuestros amigos tienen sus propias familias, por supuesto, y mamá estaba enferma. La mayoría de nuestros parientes vive lejos de Pennsylvania. Estábamos ante una disyuntiva.

Es decir, lo estuvimos hasta que se produjo otro milagro en quien menos lo esperaba: papá. He llegado a comprender que, en la vida, jamás debemos sentirnos apenados, tristes o amargados cuando Dios *no responde* nuestras oraciones. Como siempre, ¡Dios es simplemente más sabio de lo que creemos y responde a una oración que ni siquiera hemos rezado! Este fue un caso así.

Mi padre se ofreció a volar desde Dallas, Texas, para ocuparse de nuestros hijos mientras nosotros estuviéramos ausentes. No solo eso, dijo. También "estaría preparado" en caso de que mi madre tuviera alguna necesidad médica urgente y necesitara ayuda u hospitalización.

Después de una vida de rezar por la paz en mi familia, décadas con un divorcio extremadamente difícil y su repercusión, mis ojos se llenaron de lágrimas cuando me di cuenta de que, gracias a VidaFest, mis oraciones tuvieron respuesta.

Gracias a VidaFest, por esta causa, este movimiento, esta importante extensión, esta verdad trascendental, mi mamá, mi papá y su esposa, ¡estaban juntos, asegurándose de que pudiera viajar a Guadalajara para dar a conocer mi testimonio! Podría haber rezado otros 50 años más y jamás hubiera visto una colaboración tan maravillosa y bondadosa entre los tres. Todas las oraciones que recé durante mi adolescencia y cada uno de los momentos de dolor, añoranza o pérdida parecían desaparecer en ese hermoso lugar donde Dios restaura a la vida a todos los hombres y renueva todas las cosas.

Era un hecho. Papá vino en avión a cuidar a nuestros hijos, mamá regresó a su departamento con asistencia de enfermería contratada y, si necesitaba ayuda adicional, los varones o papá estaban dispuestos a ocuparse de ella. Sentí que esto era todo lo que necesitaba para hacer el viaje con la conciencia tranquila y dejar el resto de las piezas rotas en las hábiles manos de Dios.

Guadalajara, Jalisco
Estadio 3 de marzo • 7 de diciembre de 2013

Si bien dar mi propio testimonio en Zapopan me resultó un poco difícil, ya que, al no contar con un atril desde el cual hablar, me confundí un poco. Había planificado una cierta actitud para hablar, y el atril me ayuda a eso; sin embargo, sentí una inmensa alegría por la calidez del sol matinal y tantos "tapatíos" provida. Aunque parezca mentira, ese día comencé mi testimonio cantando algunas líneas de la canción de una de mis telenovelas preferidas, "Amores Verdaderos", ya que gran parte de mi testimonio se centró en el significado del amor verdadero.

Para mí, una de las partes más memorables del "VidaFest Zapopan" fue escuchar a mi esposo cantar, "Jesús, confío en ti" desde el escenario del Estadio 3 de Marzo. Nos habíamos dedicado a perfeccionar su acento y la letra llegó a muchas personas, tanto las presentes como las que veían la transmisión por María Visión, BamosTV y otros medios de comunicación. Nuestra anfitriona, Doña Gina, hizo un comentario que nunca dejará de resonar en mis pensamientos porque sentí exactamente lo mismo sobre la voz de mi marido: "Su voz es como toda una orquesta —es única, sin igual— es tan agradable escucharla..." Doña Gina había pasado dos días escuchándolo practicar, además de servirnos esos maravillosos desayunos "americanos".

Jamás olvidaremos la amabilidad y hospitalidad que nos ofrecieron ella y su esposo, Don Ricardo – todo a favor de la vida y la gran obra de Dios. Todo por amor, ese amor sin igual que había comenzado a reconocer en todas aquellas personas involucradas en VidaFest, como Cecy y Zelina que eran tan solo dos personas más de Guadalajara que nos habían llamado a participar.

Mientras estaba sentada en la terraza, dando los toques finales a mi testimonio, rogaba:

"Por favor, querido Espíritu Santo, intérprete divino, dueño y maestro de las palabras santas del hombre, no mis palabras pero las tuyas... Tu vida en las palabras, tu vida que es la Palabra Viviente que alimenta y anima los corazones hambrientos de los hombres. Ven, Espíritu Santo..."

Guadalajara, Jalisco
Estadio 3 de marzo • 7 de diciembre de 2013

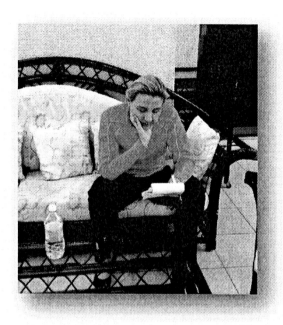

(Preparación y oración en el patio de Doña Gina)

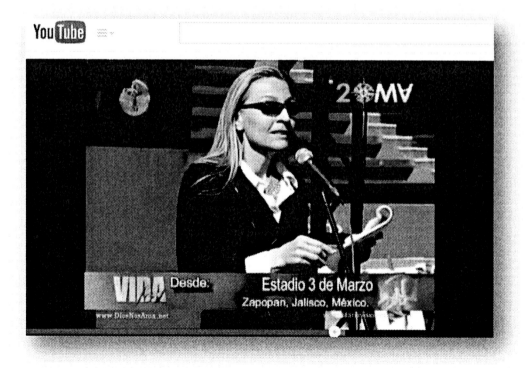

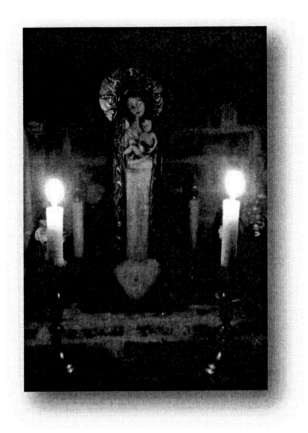

Después de Guadalajara: Un nuevo santuario en nuestro hogar, "Nuestra Señora de Zapopan"

Guadalajara, Jalisco
Estadio 3 de marzo • 7 de diciembre de 2013

[estrofa de "Ahora tú" por Malú... ["antes de ti, no... yo no creía en Romeos, Julietas... muriendo de amor... esos dramas no me robaban la calma, pero la historia cambió... esta historia me cambió..."]

Qué bonita, no?, la letra de esta canción "Ahora tú" por Malú... **la búsqueda de un amor verdadero – no perfecto, porque solo Dios es capaz de eso.** Pero el amor humano, si llega a ser un amor *verdadero,* es mucho que esperar pero es posible...

Tal vez por eso, la telenovela de *Amores Verdaderos* -- tanto me gustó.

A veces las telenovelas o música o películas llegan a hacernos acordar del amor de nuestros sueños, ese amor con que **soñábamos como niños,** esa fe y esperanza en esa "otra persona" que un día entrará en nuestra vida y hará de todo un sueño.

¿uno de ustedes anda en búsqueda del amor verdadero? (Díganme que sí o que no...?)

Entonces HOY busquémonos juntos ese amor. Los pasos son sencillos: al decir que sí a la vida, y a la verdad, encontraremos el amor de nuestros sueños.

***

Mi querida familia mexicana, mi nombre es Brígida Hylak, y tengo el honor de contar con la DOBLE ciudadanía:
La NORTEAMERICANA y la GUADALUPANA!
Y más importante, tengo el derecho a estar aquí.

Vine a este bello país por primera vez en '83, y de todo que hice, recuerdo el impacto de uds los mexicanos caminando de rodillas hacia la Basílica de N. Señora de Guadalupe...

vi una fe que me enseño mucho... y fue el mismo año en que me enteré de una triste verdad...

Si el aborto fuera legal en mi país en el año 1964, yo no estaría aquí.

Guadalajara, Jalisco
Estadio 3 de marzo • 7 de diciembre de 2013

Entonces, mis padres optaron por un aborto ilegal,

ya que vivían un matrimonio COMO MUCHOS, lleno de regaños, ya tenían un hijo que padecía del asma y alergias, y pensaban que no podían soportar a otro – ni emocional ni económicamente.

Fueron entonces al consultorio de nuestro médico de familia, que sin requerir un consentimiento firmado ni nada, le inyectó a mi madre una hormona que se llama pitocina, conocida en el mundo médico para adelantar y acelerar el alumbramiento.

Pero si la mujer tiene solo semanas de embarazo, no produce un alumbramiento sino un aborto.

Es un procedimiento bastante exitoso, **que falla solo una vez de cada 400 casos.**

Y fui ese aborto que fracasó.

Sobreviví! En esa oportunidad, por la gracia del señor, sobreviví.

Cuenta mi madre que volvieron **otras 2, 3 hasta 4 veces al mismo consultorio, la misma inyección.**

La última vez parecía que la inyección iba a lograr su objetivo – mi madre experimentó sangramiento y contracciones...
Y saben, mi querida familia, qué pasó?

¡Otra vez, sobreviví! Porque el Señor, que me conocía antes de que naciera, que conoce a TODOS NOSOTROS hasta en el vientre materno, derramó su gracia sobre mis padres y mí, y protegió mi vida contra todas las probabilidades.

Y no solo sobreviví, sino que AHORA soy yo la que cuida a mi madre anciana - discapacitada y soltera, que en estos momentos está gravemente enferma, entonces les ruego que recen por ella -- AHORA depende de mí para su vida…

Al comienzo YO dependía de ella y ahora ella de mí…
me dio la vida, y ahora, me dice que SOY SU VIDA

¿Curioso, no — como el tiempo cambia todo?

Ambos padres míos cambiaron sus opiniones respecto del aborto.

"Vete, vete a salvar a los bebés! me dijo mi madre **desde su cama en el hospital!**
"Comparte con los mexicanos lo que YO NO SABIA."

Mi padre también me incentivó, vino en avión desde Tejas para cuidar a mis hijos durante mi ausencia, porque RECONOCE la importancia de esta la CONCIENTIZACIÓN tomando lugar en su país. Es un hombre culto, estudiado, que se siente que los medios lo engañaron como padre joven –
Los medios decían que era algo fácil, que la criatura – YO – ya no era bebé, no era humana sino solamente una semilla o grupo de células -- AHORA saben que no es verdad. Los amo y les tengo todo respeto como padres míos y mi segunda madre mexicana por haberme permitido venir a hablarles, por haber sido TAN VALIENTES y GENEROSOS.

Guadalajara, Jalisco
Estadio 3 de marzo • 7 de diciembre de 2013

NO LOS JUZGO, sino que los perdono.

De verdad, mis queridos hermanos y hermanas mexicanos, **es tan importante NO JUZGAR ni CULPAR** con desprecio las decisiones de nadie, sino HACER HINCAPIÉ en el amor y el perdón...

porque la decisión de abortar NO ES FÁCIL,

no es un día a la playa, ni como elegir
"¿qué me pongo hoy?
¿La camisa blanca o azul...?

es una decisión desesperada tomada rápido... en nombre de
"algo mejor" que jamás llega

DE HECHO EL ABORTO DEJA
LLAGAS
LESIONES
Tanto físicas como emocionales
Y resultan 2 víctimas.

Lo SÉ MUY BIEN porque, después de los atentados a abortarme a mi, mi madre se embarazó por tercera vez... y en esa oportunidad

El aborto era LEGAL en Nueva York, pero no en mi ciudad natal de Chicago

Y se fueron mis padres esa vez a Nueva York, por avión...
Mi madre, desesperada,

Mi padre convencido, creo, de que otro niño los perjudicaría... y creyendo en los mensajes mentirosos susurrados por los medios...

"No es un bebé"
"No es una persona"
"será fácil, rápido, seguro"

Y con los 2 viviendo un matrimonio tan turbulento... juntos tomaron la decisión QUE AHORA LAMENTAN...

y en vez de SALVAR al matrimonio...

esa MENTIRA

TERMINÓ siendo la gota que colmó el vaso

Se divorciaron el próximo año

Guadalajara, Jalisco
Estadio 3 de marzo • 7 de diciembre de 2013

POR QUÉ?
Porque la MUERTE jamás lleva al AMOR

LA MUERTE es MENTIRA
Y VIVIR en redes de mentiras es
COMENZAR A DECAERNOS
A DESCOMPONERNOS
A EXPERIMENTAR LA MUERTE
aún estando vivos –

Y el **AMOR VERDADERO** no se construye sobre mentiras!!

es IMPRESCINDIBLE INCULCAR
la NECESIDAD del perdón y comprensión,
PIEDAD hacia aquellas
PAREJAS
Que han tomado esta TRISTE decisión.
Y digo "PAREJAS" porque es AMBOS padres tienen que ver con esta decisión –

Me asombra, de verdad <u>no puedo creer</u>
que ustedes los hombres mexicanos, ni ningún hombre,
fácilmente **aceptaría no tener nada que ver** con su propio hijo o sea nacido o no.

Y si me dicen — ay, pero, esta mujer apenas se embarazó... nos acostamos una sola vez, entonces...

NO ES mi hijo
NO ES una persona
NO ES una vida
NO ES un bebé...

Te hago una pregunta:
¿Es tu SANGRE?

Si no es tu bebé, ni tu hijo, ni tu responsabilidad -
¿ES TU SANGRE?

¿Rechazarías tu propia SANGRE...?
¿Te mentirás diciéndote que no tiene que ver contigo?

Guadalajara, Jalisco
Estadio 3 de marzo • 7 de diciembre de 2013

Y si a las 4 o 8 o 12 semanas de embarazo,
decimos
"NO ES mi hijo"
"NO ES una persona"

¿por qué nos festejamos tanto cuando la MISMA NOTICIA nos llegan de una pareja que anhelaba por un hijo...?
Y si les dijéramos,
"Ay, dejen de celebrar,

NO ES un hijo... NO ES una persona..."

Si dijéramos eso, ¡nos correrían de la casa!

Si decimos eso, somos cobardes, mentirosos.
Perdónenme si los ofendo, pero reconozco la cobardía cuando la veo, porque yo MISMA fui cobarde una, varias veces – [cuenta la historia de Stanford y mi amiga que tuvo un aborto]
(en la universidad, pensaba, "Bueno, tal vez los abortos no son tan malos, quién soy yo para infligir mi voluntad sobre otros...?
Soy inteligente, moderna – culta – y fue todo un engaño, soberbia, cobardía...]
y es un sentimiento feo, una vida de mentira.
Y entonces mis queridos amigos,
caballeros mexicanos,
TOMEN CONCIENCIA.
Dos personas tienen que ver con la creación de otra, entonces una vez embarazada una mujer,

¿usted el hombre que comparte ese don de creación le dará la espalda a esa mujer...?

¿Le dirá, "bueno es tu decisión, tú puedes decidir lo que quieras...."

Si fuera hombre, no podría aceptar que mi pareja matara a mi criatura, que derramara **MI SANGRE**.

Ustedes los hombres latinos que siempre han asumido el papel de cabeza y protector de la familia, **que lo han enseñado al resto del mundo...**
en este asunto cambian de colores, **son camaleones, no los reconozco.**

¿Qué son entonces? ¿Hombres a cargo de cuidar a su mujer, a su novia, a su familia,
o hombres que aprovechan de cualquier situación que les convenga y después dicen:

"Bueno, no tengo que ver con esto, *este*... es la decisión de la mujer... Es políticamente correcto, más moderno portarme así..."

Señores caballeros mexicanos,
es cobardía –
es pereza –
no asumir, y no querer asumir
con **AMOR**,
la responsabilidad de su propia **SANGRE**.

¿Qué ha pasado con los siglos de una cultura mexicana fuerte y decidida,
que entiende y hasta enseña el valor de la familia, que entiende que el *amor verdadero* requiere de valentía, de sacrificio, pero que ese sacrificio rinde bellos frutos tanto aquí como en el cielo...?

Guadalajara, Jalisco
Estadio 3 de marzo • 7 de diciembre de 2013

Caballeros mexicanos, latinos, americanos – quienes sean – hay que asumir esa responsabilidad *compartida* con su pareja, **un amor compartido, pero no un control sobre ella, ni un maltrato ni un abuso ni una actitud superior** sobre ella –

reconozcan que
Dios nos escogió a nosotras LAS MUJERES
para portar la nueva vida al mundo,
y no a USTEDES...
entonces, un poco de respeto, eh??

Señores, rijan con un toque masculino fuerte pero a la vez sensible, **un amor paciente, comprensivo que se ofrece** para el bien de todos los 3,

la mini familia que ya han formado,
hueso de sus huesos, carne de su carne,
si deciden quedarse como familia, o no.

Amen a sus hijos no nacidos, y luchen por ellos sin violencia, luchen por ellos con paciencia y amor.

CULTURA DE LA MUERTE y SU CULTURA MEXICANA

Más allá del hombre típico mexicano, hay una cultura bella mexicana, latina que temo estén dispuestos a perder.

ESCÚCHENME BIEN: Uds. no están atrasados, están ganando la carrera.

NO permitan que les digan que, por no tener una declaración nacional a favor de la despenalización del aborto, que este país es menos moderno, menos avanzado o lo que sea –

NO, mi querida familia mexicana, uds. están al frente de esta batalla que ya se difunde por toda Latinoamérica, **la batalla de la cultura de la muerte** tan bien denominada hace décadas por nuestro querido y cariñoso Santo Padre Juan Pablo II.

Ustedes no quieren ser otra cosa que ustedes mismos.

¿Quienes serán los mejores mexicanos del mundo? Ustedes.

¿Los mejores guadalupanos del mundo? ¡Ustedes!

¿Quiénes preparan los mejores sopes, moles, tequilas, y tamales del mundo? LOS MEXICANOS!

¿Los mejores MARIACHIS del mundo? ¡Ustedes...!

¿Los mejores futbolistas? ¿Mexicanos este año o los Boca Juniors? Mi otra familia querida latinoamericana, los ARGENTINOS...

Y no es para enojar a nadie, simplemente estoy tratando de hacer un punto aquí, **un punto sobre la excelencia de su cultura en varios aspectos.**

Nosotros los norteamericanos sobresalimos en muchos aspectos, pero no podemos competir con su cultura en otros.

El respeto por la vida, por los niños, la importancia de la familia – estas características son propiamente latinas, y esta "gringa

Guadalajara, Jalisco

Estadio 3 de marzo • 7 de diciembre de 2013

madre" (como me llaman mis 4 hijas mexicanas) por lo menos aprendí mucho de ustedes en estos campos.

Entonces les ruego que amen su cultura, que la abracen, que la vivan. **La cultura mexicana que conozco yo, y que conoce la mayoría del mundo, jamás aceptaría la posibilidad de NO darle la bienvenida a una criatura o nacida o no!**

El adoptar a otra cultura hasta cierto punto no está mal, todos podemos aprender el uno del otro, pero en el marco del aborto y la adopción de la cultura de la muerte, sí está mal.

Porque la meta de HOY y de siempre es que VIVA México – y no que MUERA México.

Señores caballeros mexicanos que tienen un papel tan clave en ayudarnos a las mujeres a embarazarnos,

(ES CIERTO que sin USTEDES, no lo podemos ACERTAR, ¿no?!)

¡Qué ayuden a sus mujeres a decir que sí a la vida!

El embarazo, y principalmente el primer trimestre, no es ningún momento para tomar decisiones decisivas sobre nuestros futuros. Nos ponemos súper emocionales, súper-hormonales, y necesitamos de una voz confiable y verdadera para ayudarnos y para fortalecernos a tomar las decisiones correctas.

Y NO ES demasiado tarde para nadie.
Si alguien aquí, en este estadio, ya ha
SUFRIDO el DOLOR de un aborto

LO SIENTO. Con todo mi corazón, lo siento.

Pero al reconocer la VERDAD y aceptar la MISERICORDIA de Dios, es solo el comienzo de su historia y de un GRAN futuro.

SE PUEDE SANAR!

Guadalajara, Jalisco
Estadio 3 de marzo • 7 de diciembre de 2013

Power of Words:

Mis amigos guadalupanos, respeto mucho las palabras. Como lingüista y profesional en comunicaciones, trabajo con palabras todos los días, en varios idiomas.

Me encanta el poder que tienen para acercarme a otras personas, me encanta la comunicación y la ciencia de la misma,

pero a la vez veo el peligro que conllevan las palabras para separarnos, **para confundirnos,**
para dividirnos.

Mejor usar pocas palabras en la verdad, que comunicar demasiado y hacerme parecer genio o experto en cualquier cosa, pero con palabras llenas de mentiras.

Los medios, los panfletos, los carteles y los anuncios, dicen que el aborto es
gratis, rápido, y seguro –
tres mentiras para a-pa-rentar una realidad que simplemente no es.

¿Gratis, rápido y seguro...?

No es gratis un aborto porque uno se paga al resto de su vida con su pesar, con sus pensamientos, y con su dolor. NO me digan que no porque viví toda mi vida al lado de una mujer que tomó esa decisión, que hasta le perjudicó la salud emocional y mental.

TODO SE PUEDE SANAR, NO se desesperen, uno puede convertir su experiencia en FUERZA, en una lección para otros—

hoy en día existen grupos de ayuda, que NO existían antes
porque NO sabíamos del trastorno doloroso del "Síndrome de
post-aborto" –

Pero, hasta ellos que dijeran que el aborto si fue "gratis," que no
les afectó –

ellos mismos están pagando con

la pérdida de sus propios sentimientos,
de ese calor humano Y FUERTEMENTE LATINO,
el endurecimiento de sus propios corazones.

**

Y, ¿qué del aborto 'seguro'?

Les admito que esto realmente me da –
no sé si es risa o nauseas.

¿Seguro para quién?

El aborto no es seguro, ni para la madre que corre los riesgos de
efectos secundarios tanto físicos como emocionales,

ni tampoco y sobre todo para el bebé.

¿Qué opinión tendría el bebé en cuanto a la seguridad del
aborto...?

¡Ay, mami, qué buen aborto más seguro que fue...!????

Guadalajara, Jalisco
Estadio 3 de marzo • 7 de diciembre de 2013

Sé que suena duro – hasta enfermizo –
pero ES LA VERDAD.

En cuanto a la rapidez de un aborto,

debería ser mucho más lento para darle a la mujer suficiente
tiempo como para pensarlo bien,

para investigar las opciones,
para tener un ultrasonido para apreciar el crecimiento, el sexo, el
latido del corazón de su niño, y enterarse de otras opciones y las
muchas personas que quieren ayudarle.

Además, es un procedimiento quirúrgico – ¿rápido? ¿mejor
tomar tiempo, no? ¿Por mi bien?

Les suplico y les advierto que tengan cuidado con las palabras.

Se lo digo con TODO MI CORAZÓN,
justo como les enseñé a mis propios hijos:

escuchen bien lo que dicen,

**hagan preguntas respecto de los significados de las palabras y
de los mensajes.**

Por ejemplo….

INTERRUPCIÓN

Ahora tendremos una breve interrupción a este testimonio para saludar a
Nuestra Señora de Zapopan

¡Qué viva Nuestra Señora de Zapopan!

Perdonen la interrupción,
Y ahora vamos en adelante!..........

ESA sí fue una interrupción.

Justo como hay:

Interrupciones de luz
Interrupción del suministro eléctrico
Interrupción de negocios

Lo que SE INTERRUMPE, se RESTAURA.

Lo que SE INTERRUMPE, eventualmente continúa.

Lo que SE INTERRUMPE no es PERMANENTE,
porque en ese caso, USAMOS LOS LINGÜISTAS OTRA palabra:
TERMINACIÓN

"Terminación" de un embarazo, aunque también disminuye el valor humano de la criatura, por lo menos es más PRECISA, y no es una MENTIRA LINGÜÍSTICA.

¿Pero una interrupción? ¿De un *embarazo*...??

Guadalajara, Jalisco
Estadio 3 de marzo • 7 de diciembre de 2013

No nos mintamos ni a nosotros mismos, ni permitamos que las mujeres o parejas tomando esta triste decisión se mientan a ellas mismas.

De verdad es cruel hacerlo, porque después tendrán que cargar con haber tomado una decisión basada en información imprecisa, como hicieron mis padres.

Seamos PRECISOS, no juzguemos pero ni tampoco JUGUEMOS con palabras, ni las CORROMPAMOS:

digamos ABORTO del embarazo, o quizás TERMINACIÓN,

Pero no INTERRUPCIÓN. Hablemos claro.

De verdad, una supuesta "interrupción" de un embarazo - desde la perspectiva profesional lingüística - es un uso MUY nuevo – hace 10 años no la usábamos en traducciones que referían a abortos o terminaciones de embarazo, y esta aceptación aún no recibió aprobación por la Real Academia Española, el cuerpo oficial que rige el uso del español.

Ayudemos a las mujeres pensando en tal procedimiento, y los hombres que están permitiéndolo o con su silencio o con su coacción,

a entender CLARAMENTE lo que están para hacer.
NO LOS ENGAÑEMOS.

El *amor verdadero* dice la verdad, a veces la verdad incómoda.

Por eso, les INSTO que borren la palabra "interrupción" de su vocabulario en el sentido de este debate.

¿Cuento con su apoyo...??

Sin duda, hay un montón de engaños lingüísticos que forman parte de este debate, pero también hay varias estafas filosóficas utilizadas para vendernos la cultura de la muerte.

¿QUE NOS DICEN los proponentes del aborto?

1) La mujer debería tener el derecho a hacer lo que quiera con su propio cuerpo – y estoy de acuerdo!
DIOS MISMO nos da el libre albedrío... desgraciadamente, si queremos herirnos, tomar drogas, beber en exceso, mentir o lo que sea –

DIOS nos da ese derecho... a decidir o por EL, por LA VERDAD o no... PERO LA DISTINCION IMPORTANTE es que,

una vez embarazada, no es TU PROPIO cuerpo – se trata de 2 cuerpos.

Guadalajara, Jalisco
Estadio 3 de marzo • 7 de diciembre de 2013

Y quienes quieran aceptar este argumento – que la mujer tiene derecho a hacer lo que quiera con su propio cuerpo" – QUIEN LE HABRÍA DADO ESE DERECHO?
SU MADRE! Entonces, quién es ella para privar a sus PROPIAS criaturas de su PROPIO derecho a decidir …?

2) (los proponentes del aborto dicen que la mujer tiene derecho a…)
Decidir o a ser madre o no (estoy de acuerdo. Bajo las leyes de mi Iglesia [planificación familiar natural] o de la misma naturaleza) - pero una vez embarazada, YA ES MADRE!
O tuviera la criatura una célula o 10 mil millones, es MADRE

3) [ejemplo del Supermercado – agarrar una pistola y disparar contra la persona haciendo cola ante mí – ESO NO ERA MI PLAN, no tengo el tiempo…etc., entonces ¿tengo el derecho a matarlo…?

4) Entonces, es esta UNA DECISIÓN que tengo el derecho a tomar??

En todos los demás contextos, no – no tengo el derecho legal a agredir tan violentamente a otra persona así – NI A UN ANIMAL!!!

**La DECISIÓN SÍ EXISTE y TENEMOS TODO EL DERECHO a TOMARLA –
PERO viene ANTES del embarazo, no DESPUÉS!**

Una vez EMBARAZADA, ya TOMAMOS la decisión!

VIOLACIONES

Y me dirán que hay muchas mujeres que se embarazan por violencia, por violación, por incesto.

Primero, cabe señalar que solo el 1% de los abortos se realizan a causa de violación/incesto, otro 1% por anormalidades fetales, y un 3% por problemas médicos de la madre **mientras que el 95% de los abortos se llevan a cabo como método anticonceptivo.**

Sin embargo, si vamos a hablar en la verdad, tenemos que RECONOCER que existen esos casos del embarazo por delitos violentos, y antes que nada, tenemos que brindarles TODA LA compasión y TODA LA AYUDA posible a las víctimas.

Pero el hecho de ser víctima
de una bestia
de un delincuente
o hombre loco,
hasta un pariente
no nos da a las mujeres – y es difícil decir esto –

no nos da el derecho a hacer a OTRA VICTIMA de violencia, a infligir nuestro propio dolor, ese maltrato, a otra persona.
ESO NO LE AYUDA A SANARSE del acto malvado, ni debería ser LEGAL -- justo como si somos víctimas de un robo o desfalco, no tenemos el derecho LEGAL ni MORAL a robar ni a malversar a otros – especialmente terceros que no tuvieron que ver con el delito original.

Si uno de ustedes ha sido víctima de tal evento horrible – tiene toda mi compasión, todo mi corazón, y les ASEGURO que hay personas que quieren ayudarle, hasta si ya se tomó la decisión de abortar.
SÍ SE PUEDE SUPERARLO.

***

Y volviéndonos a relaciones más sanas, mutuas, de parejas.

Damas y caballeros – mis hermanos que luchan por vivir en la Verdad de la Vida y que *buscan el amor verdadero* -- si no van a aceptar la responsabilidad, ni por lo menos la **posibilidad de** un bebé al tener relaciones íntimas, entonces no tienen ningún derecho a esas relaciones.
Habrá otra temporada de su vida en que les convenga.

Guadalajara, Jalisco
Estadio 3 de marzo • 7 de diciembre de 2013

Las relaciones íntimas son como la comida, una parte bonita de la vida de que se puede gozar, bajo las circunstancias oportunas y apropiadas, pero que no podemos abusar ni maltratar y no podemos tener cuandoquiera que queramos.

El sexo es un privilegio – algo SAGRADO – no es un derecho.

Mi cuerpo, este cuerpo, es un don.

No estoy dispuesta a prestárselo a quien sea.

Alguien tiene que merecer este cuerpo y el SUYO y respetarlo como intento hacerlo yo misma. No me maltrataría a mí misma – no aprovecharía de mí misma... y por eso, hay que exigir ese mismo respeto en nuestras relaciones, **particularmente las íntimas,** porque allí está el alma del ser humano.

He tenido un don muy grande en este sentido que sé que muchas mujeres no tienen, porque mi esposo comparte el deseo de vivir en la verdad, de gozar de nuestras relaciones íntimas en un contexto sagrado e increíblemente vivo –

**Algo que se llama "Teología del Cuerpo"
También enseñada por JPII
Pero esa es una historia para otro día...**

Sin embargo, no tengo este regalo por casualidad, sino porque LUCHÉ POR EL MISMO – Como novios, al comienzo, luché meses con mi novio -- mi esposo futuro -- al indicarle que si no fuera virgen el día de la boda, no me casaría con él.

Lo dije tal cual.

Exigí que me respetara.

Y así fue.

Y si no fuera así, contentamente habría podido ir en adelante sin él.

Y cada día iba poniéndose cada vez más mutuo, hasta tanto que me ayudó a mí a respetarme a mí misma!

De esa decisión al comienzo del noviazgo, ambos sacamos mucha fortaleza.

Guadalajara, Jalisco
Estadio 3 de marzo • 7 de diciembre de 2013

Mis queridos hermanos mexicanos
Esta "Gringa Madre" les suplico
Justo como les suplico a MIS PROPIOS hijos

que tengan cuidado con los engaños y manipulaciones filosóficas del
movimiento pro-aborto.

Todo eso de
derechos de la mujer,
su "derecho a decidir"
en eso no se radica el asunto.

No es cuestión de darnos el derecho a matar a nuestras propias criaturas –
Qué sentido tiene eso para liberarnos...?
Para hacernos alegres?
¿Para llevarnos hacia el *amor verdadero*...?

Al contrario, es asunto de respetarnos mutuamente,
de respetar a nuestra propia sangre

No necesitamos el derecho a matar a nuestros propios hijos,
A matar la esperanza, el futuro,
pero si necesitamos campañas de concientización para exigir **que
los hombres y las mujeres se respeten mutuamente!!**

SI QUIEREN ENCONTRAR EL *"AMOR VERDADERO"* de sus vidas –
COMIENCEN ALLI!!!! Con el respeto mutuo entre todas las personas.

El derecho a "decidir" o a abortar a su bebé,
no es "liberación" para nosotras las mujeres

es esclavitud

nos convierte en herramientas de placer
objetos a ser usados

es más bien liberación para los hombres que para nosotras.

Y con estas palabras ya siento MILES DE MUJERES al frente del
"movimiento feminista"
enojándose de mí,
gritando sus errores
jurando que no sé lo que digo.

Les pido que no me odien.

Realmente me gustaría entender de donde surgen sus actitudes
tan frías, desinteresadas…

Y al conversar con ustedes – y GRACIAS por las muchas veces en
que me han permitido la confianza --

Encuentro que a veces sus actitudes fuertes a favor del aborto
vienen de
algún cicatriz
alguna traición profunda y grave
muchas veces por parte de un hombre
Entonces, les tengo comprensión a uds. también.

Guadalajara, Jalisco
Estadio 3 de marzo • 7 de diciembre de 2013

Pero no me odien porque...
Uds. dicen que aman a las mujeres
Y YO TAMBIÉN.

Viví toda la vida al lado de una mujer que tuvo un aborto, **viví con sus llagas y sus lágrimas, y aunque ahora reconoce y acepta plenamente la misericordia de Dios – COMO TODOS DEBEMOS HACER -- sigue** lamentando la decisión,
Y YO la lamento...
especialmente hoy más que nunca, cuando yo estoy aquí con ustedes y ella enferma, sin otro hijo que la visite... pero tanto quiere evitar que otros hagan su error.

La verdad que veo, que he investigado y que he vivido no la comparto porque me agrada, sino porque amo... **los amo con un** *amor verdadero* **que me impulsa y me urge decir la verdad como la he experimentado.**

Recémonos juntos, entonces, por esta gran cisma. Recemos que no crezca, sino que se achique.

Conclusión:

Acaso estamos alejándonos tanto de nosotros mismos – en búsqueda del "amor" – que nos hemos aterrizado confundidos, solitarios en una zona amarga, reseca, vacía...

Muchos claman que están "sacrificando" todo buscando un amor que los llene y que dé sentido a la vida...

pero de verdad no han sacrificado nada, porque los sacrificios se hacen PARA OTROS, y no para nosotros mismos... entonces no son "sacrificios" sino egoísmos...

Tal vez el problema es que...

Todos estamos esperando recibir ese *amor verdadero* y anhelamos por ENCONTRARLO, **pero jamás pensamos en primero** darlo...

Si comenzáramos ofreciéndolo – ese amor que da y sacrifica, al prójimo, al hijo, al esposo Y A NOSOTROS MISMOS, respetándonos y exigiendo que nos respeten – estaríamos mucho más cerca del amor de nuestros sueños.
Comenzaríamos a reconocerlo... por dentro.

Entonces sí comenzaríamos a cambiar el mundo. Porque si tomamos la decisión firme de DAR amor, habrá alguien que lo necesite y lo reciba.
Y tal vez ese "alguien" será nuestro propio hijo no nacido.

Tal vez no es TODA la respuesta, pero por lo menos, sería un buen comienzo. Y la mitad de la respuesta está en nuestras manos.

Comiencen con la verdad, tan estrechamente ligada a la vida, y después seguirá el amor.

El *amor verdadero* que dice:
yo me sacrifico por TI

(Como Arriaga y Victoria, protagonistas de "Amores Verdaderos" se sacrificaron y lucharon para terminar juntos.)

Guadalajara, Jalisco
Estadio 3 de marzo • 7 de diciembre de 2013

YO ME SACRIFICO POR TI

como ese crucifijo en que se encuentra el cuerpo de nuestro Salvador Jesucristo, el cuerpo destrozado que nos dijo:

YO ME SACRIFICO POR TI.

Al contrario,
El aborto le dice al bebé:
NO
"Yo ME sacrifico por TI"
sino
"Yo TE sacrifico por mí."
"Yo TE sacrifico por mí."

En eso fracasan todos los supuestos amores,
Y terminamos...
Terminamos en un debate insensato que no debería existir.

MI QUERIDA FAMILIA GUADALUPANA,

somos mucho más que CARNE y HUESOS...

somos ESPÍRITU y ALMA...

y en eso se radica la excelencia de su cultura,

el SABOR de la vida,

el VALOR del ser humano

y el *AMOR VERDADERO*
y APASIONADAMENTE LATINO

QUE GOCEN DE TODOS
Y
QUE VIVAN los mexicanitos...!

Uruapan, Michoacán
Seminario Menor • 7 de diciembre de 2013

Capítulo 3

La (Buena) Lucha

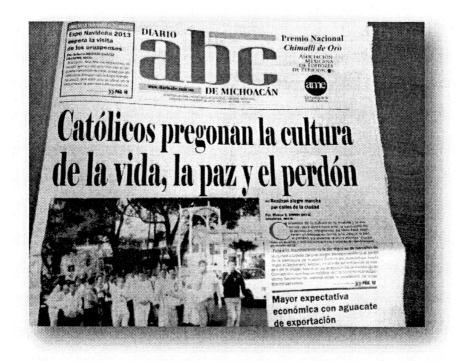

Pocos minutos después de terminar la presentación en Guadalajara, salimos acompañados del estadio para prepararnos para nuestro próximo VidaFest en Uruapan, Michoacán. Estas reuniones eran solo dos de aproximadamente diez actividades VidaFest que se realizaban simultáneamente en todo el país ese día.

Un joven bien parecido que colaboraba con el festival nos condujo desde el estadio hasta la casa de Doña Gina. Cortés y amable, fue él quien me enseñó el significado de la palabra "tapatío". Después de empacar algunas cosas para la noche, nos dirigimos directamente a la carretera.

Afortunadamente, ¡Doña Gina había recordado aprovisionarnos con agua embotellada!

Fuimos transferidos al cuidado y al automóvil de nuestra siguiente "familia" asociada, Lupillo, quien llegó al lugar vestido con una bien planchada camisa blanca y un par de vaqueros. Parecía eficiente, amable y preparado para conducirnos con todo éxito a su ciudad natal y "capital mundial del aguacate", Uruapan, Michoacán.

El día no podía haber sido más agradable. En el cielo flotaban alto las nubes sobre el camino montañoso, mientras la cálida caricia del sol mexicano se filtraba como una pincelada de cielo durante todo nuestro trayecto de casi cuatro horas. Mi esposo, que necesitaba espacio para estirar las piernas que se le habían hinchado por el viaje, eligió el asiento de atrás para poder ponerlas en alto, mientras que yo ocupé el asiento del acompañante, junto a nuestro muy informativo anfitrión y chofer.

La ruta nos llevó por carreteras modernas, precarios desfiladeros, valles serenos y animados pueblos pequeños. Pronto me di cuenta de que estaba viajando junto a una verdadera enciclopedia viviente de México. Me asombré con el conocimiento de Lupillo; no solo de las zonas por donde transitábamos sino la historia, la cultura y la política de México en conjunto. Evidentemente era un hombre enamorado de su país y su pueblo. Aprendí más sobre México en ese viaje que todo lo que había sabido antes. Conversamos, cantamos y rezamos.

Uruapan, Michoacán
Seminario Menor • 7 de diciembre de 2013

La profundidad del conocimiento que tenía de su país era una inspiración.

Se aseguró de detenerse, aunque muy poco tiempo, en un lugar específico: la ciudad de Paracho, Michoacán, la "capital mundial de la guitarra". Fue allí donde sacamos rápidamente una fotografía de mi esposo junto a la gigantesca guitarra instalada en el acceso a la ciudad. Algún día, ¡espero regresar a Paracho con tiempo suficiente para elegir una de esas magníficas guitarras artesanales! Sin embargo, en esta oportunidad, nuestra estadía en Michoacán sería de menos de 24 horas. Llegamos a la conferencia VidaFest justo con el tiempo suficiente para ir al baño y subir al escenario para dar mi testimonio.

Las conferencias VidaFest, y de hecho, muchas de las monumentales obras de bondad y verdad, pueden estar plagadas de obstáculos y desafíos. En cada viaje, y en cada conferencia, debieron enfrentarse y vencerse circunstancias complicadas. No solo debimos hacerlo nosotros sino que también lo hicieron muchas personas que se ocupaban de organizar e instrumentar las reuniones. Al igual que en todas las causas dignas y nobles, los obstáculos nunca parecían desalentarnos, sino más bien, consolidaban la importante misión. La "Experiencia VidaFest" podrá traducirse a varios entornos y protagonistas y, sin duda, muchos tuvimos "experiencias" interesantes. ¡Hay tantas anécdotas por contar!

En Michoacán, por ejemplo, dos de los tres conferencistas programados para hablar debieron cancelar sus presentaciones a causa de dificultades en su camino a la conferencia. Una de ellas fue una catástrofe grave, de las que cambian la vida. Gracias a la destreza para conducir de Lupillo y, ciertamente, a una buena medida de asistencia divina, fui la única oradora programada que logró llegar a la reunión.

Nunca me ha gustado concentrarme en "el maligno", ni hablar sobre él. Reconozco la presencia del mal en el mundo, de la misma manera que vivo por la presencia del bien. *Negar* el mal rotundamente, o restar importancia a su existencia, que parece ser una "tendencia" reciente en la sociedad moderna y en los mensajes de los medios de comunicación es, por sí mismo, una posición peligrosa, en mi humilde opinión. Una vez, escuché decir a un sacerdote que hay dos tipos de personas que al demonio le gusta más que a todas las demás: aquellas que lo *adoran* directamente y aquellas que *niegan* su existencia. El demonio puede obrar igualmente bien a través de ambas. Pensé que eso era algo interesante para tener en cuenta.

Simplemente siento que hablar sobre el mal que obra en el mundo puede compararse con "alabar" al demonio. Da crédito y enfoca la atención en los esfuerzos perversos de las tinieblas, algo que el mal en sí debe disfrutar. Prefiero alabar las obras de bien de Dios en lugar de relatar planes o hazañas malvados.

¿Por qué hablar sobre las obras del mal y permitir al demonio atribuirse la victoria por partida doble? Dejo la mayoría de los asuntos de "tratar con" el mal en sí a los admirables sacerdotes exorcistas y laicos que se ocupan con dedicación a este tema y confrontan esos poderes con compromiso, como un encargo. Recemos por ellos.

El maligno no me causa ni ansiedad ni temor. Lo reconozco como un enemigo, sí, pero a uno que ya está derrotado. Sostuve en mis brazos a mi hijo agonizante, pasé por ese túnel rogando a Dios que me llevara a mí en su lugar y, en la claridad de la luz del día, desperté sintiendo que no tenía miedo a nada, y sin duda alguna, "sin temor al mal". Si bien, en ocasiones, debo enfrentar al mal en el mundo o en mí misma, no me concentro en los detalles de ningún encuentro pasado o futuro, pero solo en mantenerme "en forma" para enfrentar cualquier necesidad momentánea.

¿Qué bien puede resultar de hablar sobre las obras del demonio? ¿De relatar como ese "chanclas" había poseído a alguien o causado que otra persona cometiera un pecado? ¿Por qué perder el tiempo contemplando la presencia del mal, o de su autor, cuando el día no tiene suficientes minutos para reflexionar sobre las obras de bien y de su Autor, nuestro Dios omnipotente?

A título personal, mi perspectiva, que me ha beneficiado mucho, es simplemente saber que el mal existe, comprender que lo enfrentaremos de vez en cuando y confiar en que somos soldados en forma y preparados; y, si no, debemos esforzarnos para estar "en forma y preparados".

La Confesión es un buen comienzo para esa preparación. No vacilemos o temamos a la Confesión. Es como una beneficiosa y purificadora "desintoxicación" antes de comenzar, finalmente, una dieta saludable. Entreguemos a Dios todos nuestros pecados, todos nuestros fracasos. Los quiere. El maligno quiere que *nosotros* los conservemos dentro nuestro, ocultos.

En tiempos de temor o problemas serios, a menudo repito las palabras, "Jesús, confío en ti… Jesús, confío en ti…" Encuentro que ésta es una oración tan fuerte, poderosa y simple. Me ha ayudado una y otra vez. Como un mantra que nos concentra en todo lo que es positivo y verdadero, la simplicidad de la oración nos ayuda a encontrar nuestro centro. Además, es imposible para el mal existir donde se invoca el nombre de "Jesús". La oración, "Jesús, confío en ti" me hace recordar la esperanza simple y la fe de mi juventud. Como adulta cuyo camino se ha derrumbado y que ha sufrido golpes unas cuantas veces, rezo tenazmente para que la verdad en la que siempre creí y a la cual entrego mi vida, sea solo eso: la Verdad. No he encontrado nada más hermoso ni más noble para entregar mi vida por ello y así, sigo adelante incondicionalmente en este sendero. Tomar por otra dirección sería inútil; estoy demasiado comprometida con el Vía Crucis.

El acontecimiento en Uruapan era nuestra segunda conferencia VidaFest en el día y fuimos especialmente bienaventurados con el coro juvenil y "Los pequeños Juanes", un grupo eclesiástico dedicado a alentar las vocaciones. El grupo había ensayado una versión original de "Nuestros sacerdotes" para cantarla en vivo, con nosotros, en la reunión. "Nuestros sacerdotes", conocida como "El himno del Sacerdocio, fue escrita y grabada por mi esposo y yo durante el Año Sacerdotal y recibió una bendición apostólica del Papa Benedicto XVI. Quedamos muy impresionados con la dedicación y destreza del grupo. A mi marido le conmovió que al coro le hubiera gustado tanto la canción como para aprenderla y compartirla en persona con tantos sacerdotes y seminaristas presentes ese día. (Se puede escuchar/compartir "Nuestros Sacerdotes" gratis en www.NuestrosSacerdotes.org)

Nuestra permanencia en Michoacán fue breve pero muy memorable. Una vez más, sentimos que habíamos encontrado un hogar aquí. Entregamos varios cientos CD y DVD de "Nuestros sacerdotes" a los sacerdotes, seminaristas y asistentes al festival. Muchas personas se sintieron emocionadas. También distribuimos miles de ejemplares de las edificantes fotografías del "Buen Pastor" y la "Cruz blanca" que habíamos tomado en Medjugorje, Bosnia (ex Yugoslavia) en 1988 y 1990, respectivamente. Mi esposo y yo nos conocimos el Domingo de Pascua de 1990 en "La montaña de la Cruz" y Medjugorje ha formado una parte muy importante de nuestras vidas. De hecho, no habríamos estado juntos, no habríamos tenido a

Uruapan, Michoacán
Seminario Menor • 7 de diciembre de 2013

nuestros hijos o, incluso, no estaríamos participando en VidaFest si no se hubiera producido nuestro encuentro en Medjugorje. Pero eso es una anécdota para otro día.

Muchas personas preguntaron si podían "comprar" los CD o las fotografías, pero no habíamos traído nada para vender, solo para regalar.

Fui especialmente dichosa cuando, después de la reunión, se acercó a mí una anciana, hecha un mar de lágrimas, y me dijo que había vivido con un aborto por 40 años. No había podido olvidarlo y, aún más importante, perdonarse. Me dijo que después de haber escuchado mi charla, el Espíritu Santo la había ayudado a sentirse de alguna manera "liberada" y "limpia" y que sabía que Dios quería que ella se perdonara. Finalmente comprendió que, por no perdonarse, estaba permitiendo que se dañara su propia alma y se estaba privando innecesariamente del Amor y del Sanador. Además, su hijo no nacido querría que se perdonara y acercara al cielo, donde el alma de su hijo ya la estaba esperando. "Sus palabras me llegaron al corazón", dijo.

Pese a que con casi 1.80 m de altura me alzaba sobre su escasa estatura, me abrazó con calidez, como una niña pequeña, hundió su cabeza en mi cintura y lloró. Tenía suficiente edad como para ser mi abuela, pero en ese momento, nuestros roles se invirtieron. Di gracias a Dios por esta recuperación y tuve la seguridad de que había muchas más que se estaban produciendo. Ella fue solo la "que regresó" para decírmelo.

Michoacán se volvió nuestro tercer hogar mexicano, y su denso e intenso "café La Lucha", tan evocador del café turco, ¡pasó a ser el café preferido de mi marido! Irma y José, Marcela y Jorge, fueron admirables anfitriones y nos ofrecieron una enorme dosis de hospitalidad, amistad, tranquilidad y tiempo para descansar y prepararnos. Irma y yo compartimos un vínculo especial ya que ella, también, había perdido a un hijo, pese a que su dolor era mucho más reciente que el mío. Pudimos conversar sobre nuestros respectivos caminos de tránsito por el dolor para volver a la vida y sobre cómo vivir con nuestra llaga maternal única que siempre estará curándose. Sin embargo, le aseguré que el *tiempo ayuda enormemente con el dolor* y que, a medida que pasaban los años, sentíamos que nuestro hijo Lucas Juan estaba vivo y vigorosamente presente en nuestra familia como nunca antes, orientándonos, protegiéndonos y guiándonos hacia adelante. Esos sentimientos fueron por demás sinceros, ya que he sentido su verdad muchas veces desde la muerte de Lucas Juan.

Nuestros maravillosos nuevos amigos, Carlos, Araceli, Paty y todo el equipo que había organizado esta actividad hasta nos enviaron más café "La Lucha" cuando regresamos a los Estados Unidos. Solo oler el aroma dentro del paquete de DHL nos hizo regresar a nuestro rápido viaje a esa encantadora ciudad que pasó por muchas dificultades tanto antes como después de VidaFest. Nos sentíamos muy conectados con el lugar y su población. La intimidad de la conferencia, la homilía del sacerdote, la cálida recepción de los michoacanos, todo eso es digno de mención. Rezamos diariamente que Michoacán se convierta en faro de fe, esperanza y tranquilidad para el resto de México.

Al día siguiente, nos pusimos nuevamente en camino, radiantes y con tiempo para volver a Guadalajara. El trayecto fue igualmente mágico e informativo y, en esta oportunidad, ya teníamos nuevos recuerdos para conservar en nuestros corazones. Teníamos mucha hambre cuando finalmente llegamos a Guadalajara y muchas cosas por hacer antes de que nuestro avión partiera la siguiente mañana. Mis pensamientos ya eran un enjambre de obligaciones con las que debía ponerme al día mañana en el trabajo… ¡Tuvimos la fortuna de que nos ofrecieran una sorprendente comida y sé que comimos por demás! La comida en sí nos devolvió el alma al cuerpo pero lo que disfrutamos especialmente fue compartirla con una maravillosa familia dedicada, a la que nuestra presencia le importó lo suficiente como para ofrecernos su tiempo y hospitalidad.

El Espíritu Santo había hecho sobradas demostraciones para que nosotros sintiéramos su presencia. En realidad, esta fue mi más poderosa oración:

"Por favor, querido Espíritu Santo, intérprete divino, dueño y maestro de las palabras santas del hombre, no mis palabras pero las tuyas... Tu vida en las palabras, tu vida que es la Palabra Viviente que alimenta y anima los corazones hambrientos de los hombres. Ven, Espíritu Santo…"

NOTA: El testimonio ofrecido en Uruapan fue casi idéntico al que había pronunciado esa mañana en Guadalajara. El texto sobre el que me basé para hablar en ambas oportunidades, que guardé con cuidado durante el viaje, fue básicamente el mismo, salvo por unos pocos detalles que, cualquiera que sea la razón, el Espíritu Santo me inspiró a agregar o eliminar mientras disertaba. El texto completo, y sin corregir, puede encontrarse en el Capítulo 2.

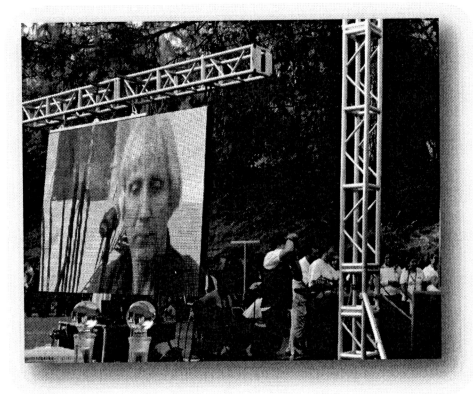

Seminario Menor, Uruapan, MICH.

Uruapan, Michoacán
Seminario Menor • 7 de diciembre de 2013

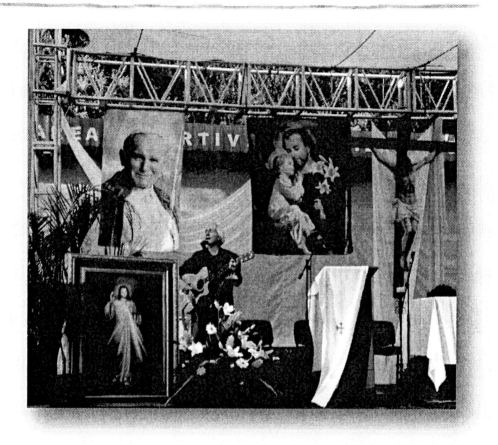

Mi esposo cantando "Jesús, confío en ti" en el escenario al aire libre.

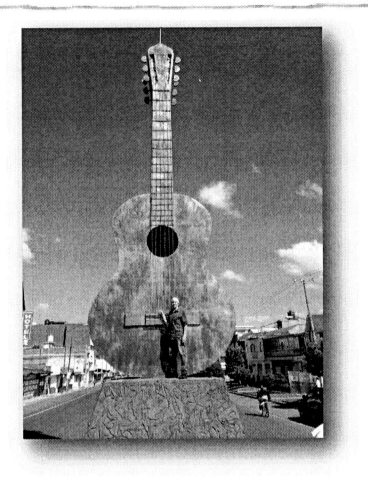

*Ante la guitarra en la entrada de Paracho, MICH.
(¡Hasta intentó tocar "La bamba" en las enormes cuerdas!)*

Uruapan, Michoacán
Seminario Menor • 7 de diciembre de 2013

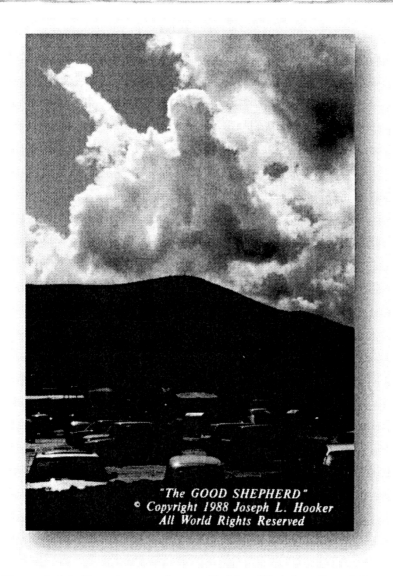

Fotos de Medjugorje, tomadas por Bridget Hylak y Joseph Lee Hooker
Disponibles (descarga gratuita) en el:
www.JesusInTheClouds.com

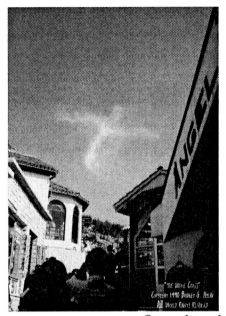 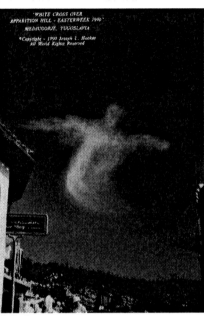

*Otras fotos de Medjugorje,
tomadas por Bridget Hylak y Joseph Lee Hooker
Disponibles (descarga gratuita) en el:
www.JesusInTheClouds.com*

Victoria de Durango, Durango
Centro Cultural y de Convenciones Bicentenario • 22 de marzo de 2014

Capítulo 4

Palabras esmeradas

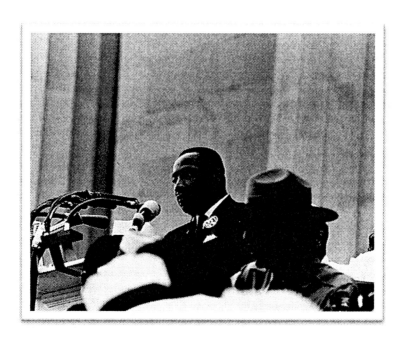

Dr. Martin Luther King, Jr. en Washington, en marzo de 1963, por USIA (NARA) (dominio público)

Este es Martin Luther King.

En nuestro camino a Durango, un trayecto innecesariamente arduo, acosado por conexiones canceladas, equipaje extraviado, confusiones con billetes e, incluso, un roce con las autoridades de inmigración en el Distrito Federal, debimos pasar por Atlanta, Georgia, donde encontré una enorme inspiración en una exposición temporal sobre el activista de los derechos humanos de renombre internacional, Doctor Martin Luther King, Junior.

En el apogeo de las acaloradas discusiones raciales de la década de 1960 en los Estados Unidos, Martin Luther King fue la voz de libertad, cordura, justicia y paz para movilizar a mi admirable nación hacia adelante, a una posición de comprensión y verdad. La muestra sobre su vida durante nuestra escala en Atlanta me dio grandes esperanzas mientras me preparaba para pronunciar mi propio discurso en Durango.

Había estado en apuros con respecto a mi decisión de disertar utilizando mis notas cuidadosamente preparadas. Pese a que había trabajado meticulosamente durante muchas semanas con mi discurso bien elaborado y me sentía intensamente inspirada durante mis caminatas para agregar o eliminar detalles, algo en mi fuero íntimo me atemorizaba, diciéndome que usar mis notas era de una u otra manera, menos profesional o una señal de que mi destreza con el idioma era deficiente. No importaba cuántas credenciales tenía en el papel que aparentemente demostraban lo opuesto. No importaba para cuántos jueces o abogados había hecho interpretaciones o cuántos libros o documentos había traducido en el curso de mi vida. Me sentía abrumada por una sensación de inseguridad.

En la exposición se mostraban piezas manuscritas de los propios discursos legendarios de King al pueblo estadounidense. En ellos, resultaba evidente que había elegido con mucho cuidado cada una de sus palabras, seleccionándolas por su eficacia e impacto. Yo había tratado de hacer lo mismo para mi próxima presentación en Durango. Disfrutaba estudiar las palabras que King había subrayado, eliminado o, simplemente, a las que había acompañado con un "asterisco". Era obvio que respetaba su poder y propósito. Esto se parecía tanto a un sistema que podría adoptar yo misma que inmediatamente me sentí conectada.

Recordando la vehemente pero serena actitud de King en sus discursos de fama internacional con sus propios textos, ¡ya no tenía ninguna inquietud para hablar utilizando mis propias notas! Me sentí segura de mí misma, tranquila y en paz con la decisión que había tomado al respecto y todas mis dudas se desvanecieron.

Después de todo, había elegido esas palabras con cuidado. Había *tocado* y *sentido* cada una de ellas. Mis textos para VidaFest eran las primeras presentaciones completas y académicas que había redactado *directamente en español* desde que terminé mis estudios en Stanford University en los EEUU y posteriormente en la Universidad del Salvador en Buenos Aires, y mis caminatas de inspiración en la granja les proporcionaron el lienzo perfecto. Me había esforzado específicamente para estructurar el texto como una pintura o un tapiz, de modo que cada sección pudiera demostrar algo y, en conjunto ofrecer una imagen que, con optimismo, fuera agradable y clara.

Respiré profundamente y me sentí increíblemente motivada. En realidad, estaba tan inspirada que, mientras permanecía frente a una pieza de mármol con el texto grabado del icónico discurso "Legacy of a Dream" (Legado de un sueño) de King, mi esposo tomó su teléfono y comenzó a grabar un video de mí, justo allí, en medio del aeropuerto de Atlanta. En el segundo plano había varias citas famosas de MLK, entre ellas, *"Everybody can be great. Because anybody can serve... You only need a heart full of grace. A soul generated by love."* (Todo el mundo puede ser grande porque todo el mundo puede servir... Solamente necesitas un corazón lleno de gracia. Un alma impulsada por el amor.)

Me sentí profundamente inspirada y hice el siguiente comentario espontáneo a la cámara de mi esposo:

"Recién estaba mirando estas palabras que están espléndidamente entretejidas y que han resistido el paso del tiempo. Han sido citadas con tanta frecuencia en todo el mundo... Este nivel de redacción y oratoria geniales fue preparado con anticipación y el Dr. Martin Luther King consultó este texto cuando daba su discurso. La presentación que preparé para Durango está realmente bien estructurada y estoy vacilando un poco si debo decirlo utilizando mi copia preparada, pero es una cuestión de *consultarlo* y no de *leerlo*. Además, ver una parte de su discurso 'Yo tengo un sueño' me inspira porque hay tanta reflexión detrás de cómo están organizadas estas palabras, hay tanto *impacto* detrás de estas palabras... y es porque fueron preparadas de antemano que terminaron resonando, resonando y resonando durante tantos años. En una parte de mi discurso, al final, me refiero a cómo... las palabras que estoy diciendo no tienen nada de nuevo, son solo un eco de lo que Nuestra Señora de Guadalupe dijo a Juan Diego, y menciono cómo sus palabras han resistido el paso del tiempo sin televisión, sin internet, sin ninguna de nuestras formas modernas de comunicación. Deseo que las palabras que pronunciaré en Durango tengan el mismo efecto, quiero que resuenen por todo México y que todas las personas que las escuchen puedan transmitirlas a otros, que se conviertan en pequeños Juanes Diegos para el resto del país. Eso es… en gran parte, lo que estamos esperando conseguir en Durango. Que Dios nos bendiga… ¡y 'Vida será'! Amén."

Si bien me mantuve permeable a que el Espíritu Santo se hiciera cargo de algunos detalles en el escenario, como lo hace a menudo, sin más ni más resolví, en mi fuero más íntimo, aceptar y confiar en lo que había preparado.

El discurso de Durango no solo estaba modelado con amor a partir de testimonios anteriores, sino que había sido bien corregido por una de mis más confiables colegas lingüistas, Adriana, de "mi" amada Argentina. Siempre sentí que había dejado un pedazo de mi corazón allí y todavía trabajo a diario con muchos colegas en Argentina, quienes están entre mis más leales aliados lingüistas. El trabajo de Adriana puso los toques finales a las ideas que deseaba expresar.

No olvidé pedir a un sacerdote local de Durango que bendijese el texto impreso en muchos colores antes de que lo pronunciara. Ese detalle se había vuelto una tradición desde el primer discurso en Querétaro y sentía que era fundamental pedir la bendición de Dios para las palabras, independientemente de dónde diera mi discurso.

En Durango, sucedió algo especial. No solo asistimos a una conferencia planificada meticulosamente, bien organizada y presentada con calidez, gracias a los esfuerzos y las oraciones de sus organizadores Leo, Paco, Paty, Martín y todo su maravilloso equipo, sino que una vez más, encontramos un hogar. Sentimos una increíble conexión con nuestra familia anfitriona, y su familia extensa y, pese a nuestra propia fatiga, abandonamos la seguridad de lo conocido y, tal vez, ¡nuestro propio criterio! para asistir a la reunión de cumpleaños del Padre Enrique, cantar y dar una versión abreviada de mi discurso a este grupo pequeño e íntimo. El Padre Enrique era tan especial que sabíamos que teníamos que rendirle honores.

En la vida cotidiana, estas reuniones y celebraciones son momentos bienvenidos para disfrutar. Pero porque nuestros viajes son tan breves y nos exigen "regresar de inmediato" a nuestras vidas habituales de trabajo y familia tan pronto como volvemos a casa, tratamos de moderar nuestro ritmo cuando estamos de viaje. De lo contrario, no podríamos seguir sirviendo. Nuestra meta siempre ha sido descansar correctamente mientras estamos fuera de casa, rezar, ir a Misa, si eso es posible, meditar y prepararnos para la conferencia: la principal razón de nuestra presencia allí. Si bien tratamos de mantenernos permeables al Espíritu Santo tanto como podemos (los hombres nunca llegamos a conocer acabadamente los planes de Dios), por lo general, tratamos de no apartarnos de un programa. Esto permite que todo sea un poco más manejable y equilibrado para nosotros. También hace posible las conferencias futuras.

Somos "solo humanos", después de todo y pese a que mi corazón está en el cielo, mi cuerpo todavía está acá. Siento que si tengo ese enfoque, me mantengo en equilibrio y soy capaz de lograr más, tanto física como espiritualmente. De la misma forma que todo buen soldado con una misión por cumplir, poner en práctica una estrategia de supervivencia me ayuda a no detenerme.

La interpretación inspiradora de mi esposo de su composición original, "Jesús, confío en ti" fue un regalo especial para mí después de mi discurso en Durango, como lo había sido en Guadalajara y Michoacán. Mientras su voz resonaba en el aula principal del Centro de Convenciones Bicentenario, sentí mucha paz y satisfacción. Me imaginé a Juan Diego sonriendo, con una mirada de "misión cumplida" en el rostro y, quién sabe, tal vez "levantando el pulgar" en señal de aprobación, como actualmente es común en Facebook. De hecho, fue solo por esa confianza en Jesús que hemos sido capaces de llegar hasta ese punto.

Victoria de Durango, Durango
Centro Cultural y de Convenciones Bicentenario • 22 de marzo de 2014

Después del testimonio, cientos de mujeres se me acercaron para compartir sus historias. Para mí, las "mejores" son siempre aquellas en las que las decisiones son de no abortar o las de perdonarse a sí mismas. Una mujer me contó que había decidido aprovechar el sacramento de la Confesión disponible todo el día en la conferencia, para "finalmente" perdonarse por un aborto que se había hecho años atrás. Parecía feliz, radiante y aliviada. Me comentó que el sacerdote le había agradecido por su confesión y le dijo que se fuese en paz. A juzgar por el aspecto de su rostro, ¡estaba más que preparada para obedecer! Me hizo tan feliz, especialmente porque conozco el dolor y el remordimiento con que había vivido mi madre durante tantos años y el modo en que eso me afectó en forma personal y cómo afectó a tantas personas que ella había tratado de amar, pero que no había sido capaz de hacerlo.

Salvamos algunas vidas, en especial de una joven embarazada, cuyo nombre es Olga. Ella estaba "a punto" de abortar a su bebé no nacido cuando su novio pidió al sacerdote de su localidad que hablara con ella. El Padre Enrique no solo conversó con ella sino que la invitó a VidaFest y me pidió que le dedicara un rato.

Tuvimos dos largas charlas, una antes y otra después de mi presentación. Durante la primera charla, sin disculparse expresó sus muy modernos temores y frustraciones "muy naturales" con respecto a su embarazo. Mencionó todos los argumentos entendibles pero diluidos que ofrece el movimiento "proelección" a parejas jóvenes en su situación y me dijo que había tomado la decisión de que abortar su bebé era "lo mejor" que ella podía para sí misma.

He conocido a muchas muchachas como Olga en los Estados Unidos. Reconocí de inmediato su tono, su actitud defensiva. Ella creía que yo la iba a juzgar, a decirle que era una "pecadora", pero solo sentí tristeza por ella porque era claro que ya se estaba conectando con su bebé no nacido, aun cuando era de modo subconsciente. Su propia verdad estaba viva y residía en la profundidad de su corazón pero ella estaba sofocándola, apagándola. Aún mientras hablaba de su inminente aborto, mencionó que "sentía" que el bebé sería hermoso, tal vez una niña que sería independiente e inteligente, como ella… Después, regresó a los argumentos habituales de porqué no podía tener este bebé, que su familia la repudiaría, que su profesión sufriría o que, incluso, podría perder su trabajo, que sus compañeros de trabajo chismearían de que ella no estaba casada pero se había quedado embarazada, de que no estaba "preparada" para tener un bebé y que ni siquiera sabía si estaba lista para un futuro permanente con el papá del bebé…

Le dije que ella no tenía todavía necesidad de conocer las respuestas a ninguna de esas preguntas y que tampoco nadie tenía el derecho de juzgarla. Si bien quedarse embarazada no habría estado en sus planes, ¿no son las cosas "no planificadas" o "imprevistas" algunas de las alegrías más grandes de la vida? La decisión de abortar su bebé solo agregaría "insulto a la injuria", como decimos en inglés, lo que básicamente significa que "un error no se remedia con otro". Le dije que tomar una decisión en favor de su bebé era valiente y honesto y que debería llevar su vientre de embarazada con mucha dignidad y orgullo, aunque los demás "chismearan" sobre ella. Le expliqué la situación de mi madre. Sobre cómo ahora, yo era la persona que cuidaba de ella, pese a que ella se había sentido confundida e "indecisa" cuando estaba embarazada de mí.

En resumidas cuentas, la escuché y traté de refutar cada uno de sus comentarios. Lo hice formulándole preguntas, porque quería que ella se conectara con la verdad que ya tenía en su fuero íntimo. Mi descripción de la verdad, pese a lo sólida que era, no necesariamente funcionaría en este caso. Solo podía ayudarla poniéndole esa verdad en una cuchara, cerca de los labios. Ella era quien debía abrir la boca y comer.

Pusimos fin a la conversación y acordamos reunirnos nuevamente después de mi testimonio. Quise asegurarme de que se quedaría y me prometió que lo haría.

Alrededor de una hora después de terminar mi presentación, Olga y yo nos reunimos para mantener nuestra segunda conversación. Se acercó lentamente a mí, extendiéndome los brazos en un abrazo, con una sonrisa y mucha más franqueza y paz. Pese a que claramente comprendía que estaba frente a un desafío, estaba lista para ser sincera con sí misma, asumir la responsabilidad de sus propias acciones y permitir que su bebé no nacido viviera. Parecía más bonita en ese momento. Estaba en paz. Nos abrazamos otra vez, ¡y todavía estoy esperando para ver una fotografía de su precioso bebé!

Les felicito a Olga y a su novio (¡y al Padre Enrique!) que tanto la apoyaban en tomar la decisión a favor de su criatura. ¡Que todos los hombres asuman las responsabilidades de su paternidad, y animen a las mujeres a tomar las decisiones correctas! De verdad, cada aborto no es simplemente una decisión unilateral, "de la mujer". A menudo, a las mujeres solo faltan el apoyo necesario para darse cuenta de que pueden decir que sí a la vida.

Establecimos una conexión permanente con nuestra familia anfitriona número 4, nuestros queridos Lupita y Ernesto. Lupita y yo tenemos un vínculo especial; veo a Dios poderosamente en su mirada. Hablamos mucho entre nosotras y, algunas veces, aunque permanecíamos en silencio, simplemente entendíamos.

Recuerdo una tarde especial; yo estaba agotada y muy inquieta sobre el texto de mi testimonio. El viaje hacia y desde Durango fue una sucesión de problemas de comunicación con las compañías aéreas, de escalas, inconvenientes con los boletos, escalas omitidas y extravío de equipaje (dicho sea de paso, el "equipaje extraviado" no se trataba ni de ropa ni de efectos personales, sino de los CD y DVD con "Nuestros sacerdotes" y fotografías de Medjugorje), y necesitamos casi 24 horas de viaje y tres aviones, para llegar a destino. Estaba en la habitación, extrañaba a mis hijos, me sentía tan lejos y esperaba que mamá se estuviera arreglando bien sin mi presencia.

Fue en ese momento que oí que alguien llamó a la puerta de nuestro dormitorio. Jamás olvidaré la imagen de Lupita, de pie, con una bandeja de plata con café mexicano fuerte, crema dulce y azúcar. Fue un hermoso gesto de amor y hospitalidad, y exactamente lo que necesitaba. Nunca supimos qué esperar durante nuestra primera gira "VidaFest". Simplemente nos sentimos honrados y bienaventurados de ser siervos del reino y de formar parte de ese monumental instante en la historia política y cultural de México. Sin embargo, el amor de Lupita, manifestado con ese gesto de "descanso para tomar café", me llegó al corazón. A causa de su amor por Dios, nuestro trabajo le importaba en forma personal. Si hija Sandra y su maravilloso esposo e hijos también se convirtieron en una familia para nosotros. Nos mantenemos constantemente comunicados. Seremos amigos durante toda la vida.

El día en que partíamos, Lupita me dijo de repente, "Tú eres muy fina, fina por la gracia de Dios que te hace brillar".

Sus palabras me tomaron por sorpresa, me llegaron al corazón, porque había pensado decirle exactamente lo mismo. De verdad, en ese momento nos hicimos hermanas por siempre en el Señor.

Victoria de Durango, Durango
Centro Cultural y de Convenciones Bicentenario • 22 de marzo de 2014

El regreso a los Estados Unidos fue tan difícil como había sido llegar a México. Otras 24 horas de viaje atormentadas con conexiones perdidas, arribos demorados, tormentas de nieve y, ¡más equipaje extraviado! Viajamos de regreso con un bellísimo retrato de Nuestra Señora de Guadalupe del arzobispo, dos botellas de tequila y una oración para que los funcionarios de inmigración no nos detuvieran. La oración no fue respondida, ¡pero eso solo hace que la anécdota sea más divertida!

En la Ciudad de México, al acercarnos a un puesto de control de seguridad con las autoridades de inmigración, yo pasé de inmediato y sin problemas pero mi marido fue detenido en el acto. Por supuesto, me quedé con él. Cito sus mismas palabras, "¡Soy un pobre gringo chiquito y jamás me escaparé sin tu ayuda, mi amor!" Nos acompañaron de regreso por el aeropuerto, pasamos por otro puesto de control e ingresamos en un sector muy "privado" del aeropuerto, donde no estábamos seguros de qué podría suceder. Después de algunas llamadas telefónicas y mi explicación, afortunadamente nos otorgaron permiso para "fugarnos" al vestíbulo principal para continuar nuestro viaje de regreso a casa.

Finalmente, cuando logramos apoyar los pies en el aeropuerto internacional de Philadelphia, mi esposo besó el piso y dijo, "¡Me siento tan feliz de estar en los Estados Unidos! ¿Cómo podría alejarme de nuevo algún día?"

Durango fue fuerte. La bendición de las semillas que dejamos atrás fue reconocida después por el mismo arzobispo de Durango, Héctor González Martínez, así como el comentario poderoso y muy inspirador del Padre Víctor Salomón, de Sacerdotes por la Vida, que vio el testimonio por YouTube.

Me había referido a mi hijo, Lucas Juan, y sobre como sentía que él podría ser un gran mediador en representación del movimiento provida. Como niño pequeño, había transcurrido gran parte de su vida en escenarios de conferencias provida similares a éstos, en los Estados Unidos en la década de 1990 y se hizo conocido como "el bebé provida" antes de que su diagnóstico de cáncer y posterior muerte pusiera fin a nuestros testimonios.

El Padre Salomón se comunicó conmigo por primera vez, de la nada, el 4 de septiembre de 2014. Ese día, Luke John hubiera cumplido 22 años. Lo sentí como beso cariñoso del cielo, una "Dios-incidencia" que me hacía saber, una vez más, que mi hijo estaba sano y salvo.

Para mi sorpresa y absoluta sensación de falta de mérito, el Padre Salomón escribió lo siguiente en su página en Facebook: (el discurso) "es uno de los más completos y ungidos del Espíritu Santo que he visto. Se los recomiendo. Reserven un tiempo para verlo todo… Para ver, hacer clic en: http://youtu.be/EijQJC8N06s…"

De hecho, esa era mi más poderosa oración:

"Por favor, querido Espíritu Santo, intérprete divino, dueño y maestro de las palabras santas del hombre, no mis palabras pero las tuyas… Tu vida en las palabras, tu vida que es la Palabra Viviente que alimenta y anima los corazones hambrientos de los hombres. Ven, Espíritu Santo…"

Victoria de Durango, Durango
Centro Cultural y de Convenciones Bicentenario • 22 de marzo de 2014

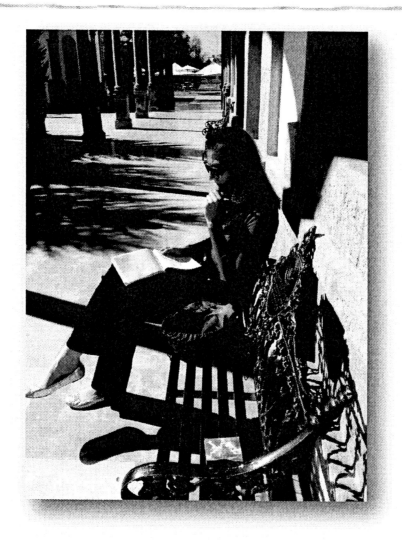

*Unos escasos minutos finales para preparar y rezar
en El Centro Bicentenario*

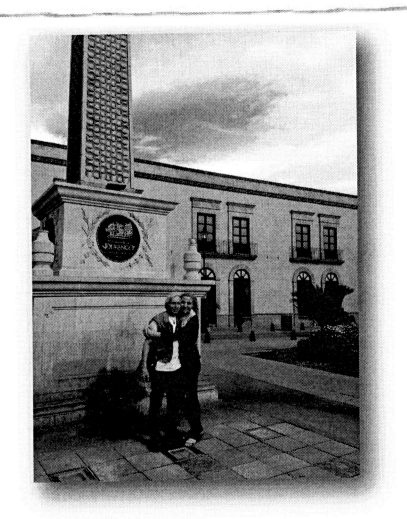

Un paseo breve por el centro de Durango.

Victoria de Durango, Durango
Centro Cultural y de Convenciones Bicentenario • 22 de marzo de 2014

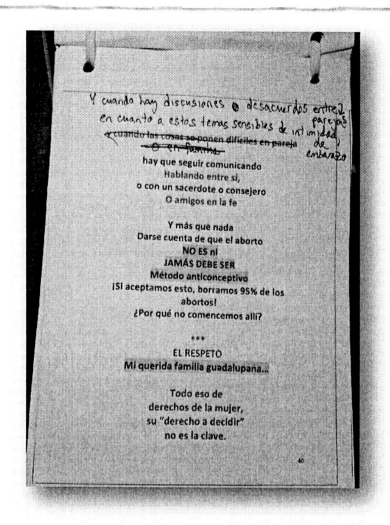

Cómo quedan mis textos multicolor después de corregirlos a mano, durante los días finales antes de cualquier VidaFest

Palabras esmeradas

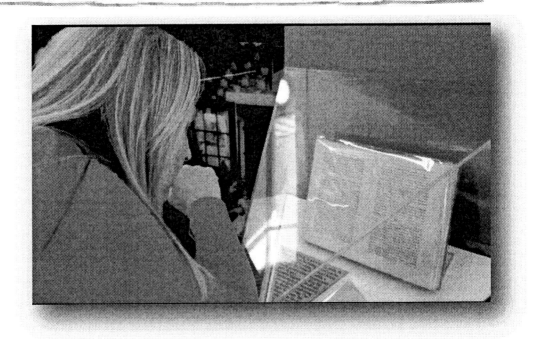

¡Qué emoción! ¡Qué privilegio! ¡Me fascinó examinar algunos textos originales de Martin Luther King en el Aeropuerto de Atlanta!

Victoria de Durango, Durango
Centro Cultural y de Convenciones Bicentenario • 22 de marzo de 2014

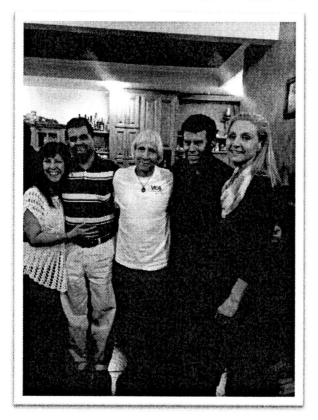

*"Reunión de equipo" final después de la conferencia y despedida;
Paco, Paty, Joseph, Padre Juan Carlos Quiroga y yo*

Palabras esmeradas

Need to insert (¿) about "own body" "supermarket"

Mi querida familia mexicana
Tengo miedo…
El hablarles en un idioma que no es el mío
El tratar de transmitirles
este mensaje tan personal, tan profundo…
Me da miedo

Si hablara inglés, fácilmente podría disimular mis nervios
Esconder mis errores –
lucirme lingüísticamente lista y ágil
con bromitas o frases hechas…
Pero no tendré ese lujo hoy… y me da miedo

Entonces, ¿cómo lo haré?
Pensando en el patrono, Juan Dieguito,
que en este momento
es mi inspiración y guía.

El pobre indio que hablaba un idioma extranjero
Y que fue a hablar con el obispo

¡Imagínense Uds. el temor y la sensación de no ser digno que debe haber sentido el pobre Dieguito en esos momentos!

Supongo que habrá temido no poder hacerse entender
O no agradarle al obispo por su aspecto

Supongo que habrá temido tropezar con sus palabras
O fracasar en transmitir el mensaje…

Esos son mis temores también.

Pero Juan Dieguito bien sabía que el mensaje que traía era más importante que él, más importante que sus temores e inquietudes.

Conese mismo espíritu, me atrevo a pararme ante ustedes hoy.

Mis décadas de estudiar idiomas,
mis licenciaturas en traducción e interpretación me abandonan,
me traicionan –
y me siento voluble,
casi desnuda
ante un pueblo que espero que se sienta inspirado por DIOS y no por mí.

Porque solo DIOS es capaz de tocar sus corazones.

Y como Juan Diego, soy tan solo el mensajero.

**

La Guadalupana me impulsa
Ella que forma una parte tan importante
de esta tierra,
de esta cultura, me impulsa

Ella – que debería ser "patrimonio nacional" nombrado por las Naciones Unidas, y con ella todos los bebés mexicanos no nacidos…
Qué mayor patrimonio nacional puede haber…?

Si mi propio temor me dice, "quién piensas que eres tú…?"

Mi madre, la Guadalupana siempre alentadora,
me susurra al oído las mismas palabras que a Juan Dieguito...
y que a todos ustedes:

Oye y pon bien en tu corazón: nada te asuste,
nada te aflija,
tampoco se altere tu corazón...

Tú eres mi mensajero,
en ti pongo toda mi confianza.

Me asegura que estará de mi lado

Y después de este testimonio, ustedes tampoco van a tener
miedo de dar el suyo.

(ENTONCES, OREMOS☺

***

Mi querida familia mexicana...
Su presencia aquí hoy me abruma.
Realmente me abruma.

El reunir a tantas personas de distintas partes en un país
en el contexto de este debate
es realmente impresionante.

Es una señal,
un faro
para el resto del mundo.

Victoria de Durango, Durango
Centro Cultural y de Convenciones Bicentenario • 22 de marzo de 2014

Y fíjense que este debate –
que suele llamarse "pro-vida" –

tiene que ver tanto con
los no nacidos
como con
los ancianos,
los minusválidos, los discapacitados...
los que *otros* dicen que
"no importan".

Entonces, si hoy no luchamos
a favor de los **no nacidos,**
con todas nuestras fuerzas y como personas dignas, justas y firmes
en esta convicción moral,

MAÑANA
Si no tenemos cuidado
Nos convertimos en las próximas víctimas

¡Por eso es imprescindible la lucha!

Todos ustedes, sean quienes sean, deberían estar MUY ORGULLOSOS de Uds. mismos por estar aquí

Tal vez sean cristianos,
judíos o musulmanes,

O personas de ciencia que reconocen la locura de este debate

O personas curiosas y objetivas que quieren aprender más, o que no saben qué creer;

O personas íntegras y justas
interesadas en:

el prójimo
la justicia
el fin de la violencia
el AUTO-RESPETO y el respeto hacia los demás

O hasta personas buscando
la misericordia o el perdón...
Tal vez alguien haya cargado con un secreto
o un error
durante muchos años
Y hoy quiera deshacerse del mismo

Sean quienes sean,
¡felicitaciones a TODOS por estar aquí!

Lo que estamos haciendo **hoy** figura entre las **cosas MAS IMPORTANTES** que podemos hacer.

¡Dense un aplauso fuerte por favor!
¡Sí importa esta lucha!

**

Y si bien muchos de mis compatriotas en los EEUU y muchas **personas por todo el mundo** siguen luchando y rezando por el fin del aborto,

Victoria de Durango, Durango
Centro Cultural y de Convenciones Bicentenario • 22 de marzo de 2014

el aborto ya **ha echado raíces,**
ya es parte de algunas culturas,

y con él, NO somos mejores.
No somos más plenos
Ni más listos, ni estamos más satisfechos
Al contrario,
Parece que andamos mucho MENOS contentos, y MAS confusos.

Como cultura, **el aborto –**
cultura de la muerte –
nos ha dañado,

Si bien el mundo está más avanzado
tecnológicamente,
con sus avances científicos…
también se encuentra profundamente atrasado – hasta perdido
– en lo espiritual.

Por lo menos, esa es mi humilde opinión

Por el contrario, Uds.,
Mi querida familia mexicana
Están al frente de la batalla

¡Aún queda tiempo y hay esperanza!

Y es necesario educar
Y concientizar a su país
Convertirse en mensajeros guadalupanos

Para no perder ni almas
Ni corazones
Ni su cultura
Ni futuras generaciones

Para evitar que este error
Se difunda
Encubierto por mentiras
Y redes de confusión

Victoria de Durango, Durango
Centro Cultural y de Convenciones Bicentenario • 22 de marzo de 2014

Mi querida familia mexicana
Me llamo Brígida Hylak
y vengo de los EEUU.

Soy madre de 5 hijos –
El primogénito, Lucas Juan,
que falleció de cáncer
a la edad de "casi 5" años, como decía él cuando le preguntaba la gente cuantos años tenía – anhelaba profundamente ese quinto cumpleaños que solo celebró en el cielo…
y **luchó mucho conmigo y con su papi** en los EEUU en conferencias como esta, a favor de la vida

También soy lingüista,
especialista en comunicaciones,
intérprete judicial en los tribunales de mi país,
amante de las palabras
loca por los diccionarios bilingües…

Soy hermana de un bebé abortado –
Que jamás tuve la oportunidad de conocer

y **soy** sobreviviente de varios atentados **contra mi propia vida prenatal.**

También… curiosamente…
soy quien cuida de mi madre anciana,
la misma que atentó contra mi vida hace tantos años…

¿Interesante no?
Que vueltas da la vida,
como dice la canción…

Al fin de cuentas,
mi familia y yo decidimos luchar por nuestro amor,
perdonarnos mutuamente,
mantenernos aferrados a nuestra fe,
que es la única razón por la cual tengo el valor de estar aquí,

y comprometidos a evitar que este error, esta mentira le toque a otros...

Esta es mi historia.

Me llamo Brígida, y orgullosamente gozo de la DOBLE ciudadanía:

La NORTEAMERICANA y la GUADALUPANA

Vine a este bello país por primera vez en '83, y recuerdo el impacto que me produjo verlos a uds, los mexicanos, caminando de rodillas hacia la Basílica de N. Señora de Guadalupe...

vi una fe que me enseñó mucho... y ese mismo año me enteré de una triste verdad...

Si el aborto hubiese sido legal en mi país en el año 1964, hoy no estaría en este mundo/aquí????.

En aquél entonces, mis padres optaron por un aborto ilegal,

ya que vivían un matrimonio COMO MUCHOS, lleno de conflictos y enojos?, ya tenían un hijo que padecía asma y alergias, y pensaban que no podrían soportar la llegada deotro – ni emocional ni económicamente.

Victoria de Durango, Durango
Centro Cultural y de Convenciones Bicentenario • 22 de marzo de 2014

Fueron entonces al consultorio de nuestro médico de familia,
que sin requerir un consentimiento firmado ni nada,
le inyectó a mi madre una hormona
que se llama **pitocina**,
que adelanta y acelera el alumbramiento.

Palabras esmeradas

Pero si la mujer tiene solo semanas de embarazo, no produce un alumbramiento sino un aborto.

Es un procedimiento bastante exitoso, **que fracasa solo una vez en cada 400 intentos.**

Y yo fui ese aborto que fracasó.

¡Sobreviví! Por la gracia del señor, sobreviví...

Pero no fue toda la historia...

Cuenta mi madre que volvieron otras 2, 3 hasta 4 veces al mismo consultorio, la misma inyección.

La última vez mi madre experimentó sangrado y contracciones... parecía que la inyección tendría éxito...

Y saben, mi querida familia guadalupana, ¿qué pasó?

Otra vez, ¡sobreviví!

Porque el Señor, que me conocía desde antes de que naciera, que nos conoce a TODOS NOSOTROS, hasta en el vientre materno, derramó su gracia sobre mis padres y sobre mí, y protegió mi vida.

¿Por qué?

En parte, creo que fue para que estuviera aquí, hoy, con ustedes...

Victoria de Durango, Durango
Centro Cultural y de Convenciones Bicentenario • 22 de marzo de 2014

No solo sobreviví, sino que AHORA cuido a mi madre anciana - discapacitada y soltera -- AHORA ella depende de mí para su vida...

Al comienzo YO dependía de ella y ahora es el revés...

Antes ella era fuente de mi vida, y ahora me dice que SOY la suya, hasta que soy SU VIDA

Curioso, no – cómo el tiempo cambia todo?

Mis padres cambiaron sus opiniones respecto del aborto.

"Vete, vete a salvar a los bebés! **"Comparte con los mexicanos lo que YO NO SABÍA."**
mi madre me dijo **varias veces,** aunque le cuesta mucho estar sin mí, sin mi ayuda.

Mi padre también me incentivó,
vino en avión desde Texas? para cuidar a mis hijos durante mi ausencia,
porque RECONOCE la importancia de esta CONCIENTIZACIÓN en su país.
Es un hombre culto, ingeniero, que siente que los medios lo engañaron como padre joven

Los medios decían que era algo fácil, que la criatura – YO – ??, no era humana
sino solamente una semilla o grupo de células –

AHORA saben que no es verdad.

Palabras esmeradas

Amo y tengo total respeto por mis padres y mi segunda madre mexicana, casada con mi padre por Iglesia. Los amo y los respeto por haberme permitido venir a hablarles, por haber sido TAN VALIENTES y GENEROSOS.

NO LOS JUZGO, sino que los perdono.

De verdad, mis queridos hermanos y hermanas mexicanos, ¡**es tan importante NO JUZGAR** las decisiones de las personas! Por el contrario, debemos **HACER HINCAPIÉ** en el amor y el perdón...

porque la decisión de abortar NO ES FÁCIL,

no es la de ir o no un día a la playa,
no es una decisión agradable
como si se eligiera,
chocolate o vainilla...

es una decisión desesperada tomada rápido... en nombre de "algo mejor" que jamás llega

DE HECHO EL ABORTO DEJA
LLAGAS
LESIONES
Tanto físicas como emocionales
Y resultan 2 víctimas.

Lo **SÉ MUY BIEN** porque, después de los atentados de aborto que sufrí,

mi madre se embarazó por tercera vez...
y en esa oportunidad

Victoria de Durango, Durango
Centro Cultural y de Convenciones Bicentenario • 22 de marzo de 2014

El aborto era LEGAL en Nueva York, pero aún no en mi ciudad natal de Chicago

Y esa vez mis padres se fueron a Nueva York, por avión...
Mi madre, desesperada,

Mi padre convencido, creo, de que otro niño los perjudicaría... y creyendo en los mensajes mentirosos susurrados por los medios...

"No es un bebé"
"No es una persona"
"será fácil, rápido, seguro"

Y con los 2 viviendo un matrimonio tan turbulento...
juntos tomaron la decisión QUE AHORA LAMENTAN...
y que YO LAMENTO

y en vez de SALVAR al matrimonio...

esa MENTIRA

fue el último golpe

Se divorciaron al año siguiente
POR QUÉ?

Porque la MUERTE jamás lleva al AMOR

LA MUERTE es MENTIRA

Y las MENTIRAS no solucionan NADA
Sino que
EMPEORAN TODO

VIVIR en redes de mentiras es
**COMENZAR A DECAER
A DESCOMPONERNOS
Y A EXPERIMENTAR LA MUERTE**
aún estando vivos –

es IMPRESCINDIBLE ENFATIZAR
una y OTRA vez
la NECESIDAD del perdón y la comprensión,
PIEDAD hacia aquellas
PAREJAS
Que han tomado esta TRISTE decisión.
Y digo "PAREJAS" porque AMBOS padres tienen que ver con esta decisión –

Me asombra, de verdad <u>no puedo creer</u>
que un hombre decida no tener nada que ver con su propio hijo
o sea nacido o no.

Y si algún hombre inconsciente me dice…
como suele decirse… (esp en telenovelas!)

"ay, pero, esa mujer apenas se embarazó…
nos acostamos una sola vez, entonces…

NO ES mi hijo
NO ES una persona
NO ES una vida
NO ES un bebé…

Le digo: Te hago una pregunta:
¿Es tu SANGRE?

Si no es tu bebé, ni tu hijo, ni tu responsabilidad -
¿ES TU SANGRE?

¿Rechazarías tu propia SANGRE…?

Y si a las 4 u 8 o 12 semanas de embarazo,
decimos
"NO ES mi hijo"
"NO ES una persona"

¿por qué nos alegramos tanto cuando la MISMA NOTICIA nos llega de una pareja que anhelaba tener un hijo…?

Y si le dijéramos a esa pareja,
"Ay, dejen de celebrar,

NO ES un hijo… NO ES una persona…
¡nos echarían de la casa!

Y entonces mis queridos amigos,
caballeros románticos latinos,
TOMEN CONCIENCIA.
Son dos las personas tienen que ver con la creación de otra, entonces, después de dejar embarazada a una mujer,

¿usted el hombre que comparte ese don de creación, rechazaría a esa mujer…?

¿Le diría, "bueno es tu decisión, tú puedes decidir lo que quieras….?"

Ustedes los hombres latinos que siempre han asumido el papel de cabeza y protector de la familia, que lo han enseñado al resto del mundo…
en este asunto cambian de colores,

son camaleones, no los reconozco.

Victoria de Durango, Durango
Centro Cultural y de Convenciones Bicentenario • 22 de marzo de 2014

¿Son hombres encargados de cuidar a su familia,
u hombres que se aprovechan de cualquier situación que les conviene y después dicen:

"Bueno, no tengo que ver con esto... es la decisión de la mujer...
Es políticamente correcto, más moderno portarme así..."

¿Qué ha pasado con los siglos de una cultura mexicana fuerte y decidida,
que entiende y hasta enseña el valor de la familia al resto del mundo?

Caballeros mexicanos, italianos, americanos –todos -- hay que asumir esa responsabilidad *compartida* con su pareja,
un amor compartido,
pero no un control sobre ella,
ni un maltrato
ni un abuso
ni una actitud superior sobre ella –

Rijan con un toque masculino fuerte pero a la vez sensible

Amen a sus hijos no nacidos, y luchen por ellos sin violencia, y con paciencia y amor.

Ayuden a sus mujeres a decir que sí a la vida!

El embarazo, y principalmente el primer trimestre, no es momento para tomar decisiones decisivas sobre nuestro futuro.

Nosotras las mujeres nos ponemos súper emocionales, super-hormonales, y necesitamos de una voz confiable y verdadera para ayudarnos a tomar las decisiones correctas.

Y NO ES demasiado tarde para nadie.
Si alguien aquí, en este estadio, ya ha
SUFRIDO el DOLOR de un aborto

LO SIENTO. Con todo mi corazón, lo siento.
Y mis padres lo sienten
Y nuestra Señora lo siente
Nuestro Diosito lo siente

Pero reconocer la VERDAD y aceptar la MISERICORDIA de Dios, es solo el comienzo de su historia y de un GRAN futuro.

¡SE PUEDE SANAR!

**

CULTURA DE LA MUERTE y SU CULTURA MEXICANA

Más allá del hombre típico latino, hay una bella cultura latina que temo que estén dispuestos a perder.

NO permitan que les digan que, por no tener una declaración nacional a favor de la despenalización del aborto, este país es menos moderno, menos avanzado

Victoria de Durango, Durango
Centro Cultural y de Convenciones Bicentenario • 22 de marzo de 2014

NO, mi querida familia mexicana,
uds. están al frente de esta batalla
que ya se difunde por toda Latinoamérica –

Deben mantener su propio ORGULLO en quienes SON:

MEXICANOS: ¡los mejores guadalupanos del mundo!

MEXICANOS: ¡los mejores MARIACHIS del mundo!

MEXICANOS: ¡que preparan los mejores sopes, moles y tamales del mundo!

MEXICANOS: ¡que destilan las mejores tequilas del mundo!

MEXICANOS: ¡que cosechan los mejores aguacates del mundo!

Y a veces – dependiendo del año –
¡los mejores futbolistas del mundo!!

(si no, es mi otra querida familia latina, los ARGENTINOS... y los BRASILEROS...!)

Y no es para enojar a nadie, simplemente estoy tratando de destacar un punto aquí, un punto sobre la excelencia de su cultura

Nosotros los norteamericanos sobresalimos en muchos aspectos, pero no podemos competir con su cultura en otros.

El respeto por la vida, por los niños, la importancia de la familia – estas características son propiamente latinas, y yo, como "gringa madre" que soy, aprendí mucho de ustedes y de mi segunda madre – que es mexicana, casada por Iglesia con mi padre polaco --

La cultura mexicana que conoce la mayoría del mundo jamás aceptaría la posibilidad de NO darle la bienvenida a un niño, ya sea nacido o no

¡AMEN su cultura y ABRÁCENLA!
¡No la rechacen!

¡que VIVA México! – no que MUERA México

Victoria de Durango, Durango
Centro Cultural y de Convenciones Bicentenario • 22 de marzo de 2014

El poder de las palabras:

Mis amigos guadalupanos,
respeto mucho las palabras.

Trabajo con palabras todos los días, en varios idiomas.

Gran parte de este debate
Pro-vida / pro-aborto

es una polémica lingüística
Y también filosófica
Una red... *torcida*... de palabras e ideas
Un abuso de apariencias
y hasta de la razón misma.

Una campaña de publicidad tanto
INGENIOSA como **ESTAFADORA**
Una cultura... insidiosa... de la **muerte**
que nos empaña la vista...

Justo el NOMBRE que los proponentes del ABORTO se dan a ellos mismos:
"PRO-elección" o "PRO-derecho a decidir"

Es mentira
Y hay que rechazar esa terminología

Si el aborto es algo tan bueno
Una opción tan útil,

¿POR QUÉ no se llaman "pro aborto"?

El OPUESTO de VIDA
no es ni "elección" ni "decisión"

Justo como el opuesto de negro es... ¿?
Y el opuesto de caliente es... ¿?

Entonces, el opuesto de PROVIDA es... ¿?

Y sí, en cuanto a decisiones...
"elecciones" que nos dicen
que merecemos...
y que nos dicen que exijamos

SÍ EXISTE una DECISION CLARA
Una que tenemos todo el derecho a TOMAR

PERO viene ANTES del embarazo
¡no DESPUÉS!

Una vez EMBARAZADA,
ya TOMAMOS la decisión!

Victoria de Durango, Durango
Centro Cultural y de Convenciones Bicentenario • 22 de marzo de 2014

Y qué de los
'derechos reproductivos' ¿?

Si pensamos bien
el significado
de esta frase...

qué significa?
¿Derechos REPRODUCTIVOS...?
¿Verdad o mentira?
Toda la verdad,
o mentira encubierta,
escondida tras una malla lingüística...?

Todos tenemos el derecho a REPRODUCIR,
no es cierto?
Entonces lo que RECLAMAN no son
derechos REPRODUCTIVOS,
sino DERECHOS CONTRA-reproductivos

O sea DERECHOS A ABORTAR

INTERRUPCION

Y qué tal una interrupción...?

Ahora tendremos una breve interrupción a este testimonio para saludar a Nuestra Señora de la Inmaculada Concepción, patrona de Durango!

¡Qué viva Nuestra Señora de la Inmaculada Concepción!

Perdonen la interrupción,
¡Y ahora seguimos adelante!..........

ESA sí fue una interrupción.

Así como hay:

Interrupciones de luz
Interrupción del suministro eléctrico
Interrupción de negocios

Lo que SE INTERRUMPE, se RESTAURA.

Lo que SE INTERRUMPE, finalmente continúa.

Lo que SE INTERRUMPE no es PERMANENTE,
porque en ese caso, LOS LINGÜISTAS usamos OTRA palabra:
TERMINACIÓN

"Terminación" de un embarazo aunque también disminuye el valor humano de la criatura, por lo menos es más PRECISA, y no es una MENTIRA LINGÜÍSTICA.

Victoria de Durango, Durango
Centro Cultural y de Convenciones Bicentenario • 22 de marzo de 2014

¿Pero una interrupción? ¿De un *embarazo*...?

No nos mintamos a nosotros mismos, ni permitamos que las mujeres o parejas que toman esta triste decisión se mientan a sí mismas.

De verdad es cruel hacerlo, porque después tendrán que cargar con haber tomado una decisión basada en información imprecisa, como hicieron mis padres.

Seamos PRECISOS, no juzguemos, pero tampoco JUGUEMOS con palabras, ni las CORROMPAMOS:

digamos ABORTO del embarazo, o quizás TERMINACIÓN,

pero no INTERRUPCIÓN. Hablemos claro.

Por eso, les RUEGO que borren la palabra "interrupción" de su vocabulario en el sentido de este debate.

¿Cuento con su apoyo...??

**

Damas y caballeros – si no van a aceptar la responsabilidad, ni siquiera la **posibilidad de** un bebé al tener relaciones íntimas, entonces no tienen ningún derecho a esas relaciones.

Y los proponentes del aborto me dirán
que el aborto es necesario porque
hay muchas mujeres que se embarazan por violencia, por violación, por incesto.

Y si vamos a hablar con la verdad, tenemos que RECONOCER que existen esos casos de embarazo por delitos violentos, y antes que nada, tenemos que brindarles TODA LA compasión y TODA LA AYUDA posible a esas víctimas.

Pero el hecho de ser víctima
de una bestia
de un delincuente
de un loco,
o hasta de un pariente
no le da a nadie – y es difícil decir esto –

el derecho a hacer a OTRA PERSONA VÍCTIMA de violencia,

ESO NO LE AYUDA A SANARSE del acto malvado, ni debería ser LEGAL –
no tenemos el derecho LEGAL ni MORAL a robar ni a agredir a otros –

Y cabe señalar que solo el 1% de los abortos se realizan a causa de violación/incesto, **mientras que más del 95% de los abortos se llevan a cabo como método anticonceptivo.**

Las relaciones íntimas son como la comida, una parte bonita de la vida de la que se puede gozar, bajo circunstancias oportunas y apropiadas,
algo bello de compartir

pero que no podemos abusar de ellas
ni tenerlas cuandoquiera que queramos.

El sexo es un privilegio –
algo SAGRADO –
no es un derecho ni un juego.

Abusar de él trae consecuencias – algunas leves y otras... a veces... mortales.

Yo amo mi cuerpo.
¡Y mi esposo lo ama también!

Lo ama TANTO que no quiere que lo perjudique utilizando anticonceptivos

Lo ama TANTO que no quiere que me falte el respeto a mí misma usando determinada ropa

Lo ama TANTO que no necesita que me ponga vestidos atrevidos para presumir frente al resto del mundo

Admito que a veces,
siendo mujer y además interesada en la moda,
no siempre estamos de acuerdo con lo que me pongo

Pero SIENTO el respeto que me tiene y lo admiro

Y ahora que me estoy poniendo más vieja
(Como nos pasa a todos)
AGRADEZCO cada vez más esa actitud recatada

Y él no intenta controlarme

¡NI TAMPOCO PODRÍA...!!

Jamás lo permitiría y lo sabe

Y seguimos adelante así –
A veces en desacuerdo
Pero comunicándonos y
Respetándonos mutuamente

Porque Mi cuerpo, este cuerpo, es un don.
No estoy dispuesta a prestárselo a nadie, sea quien sea.

**Alguien tiene que merecer este cuerpo y el SUYO y respetarlo
como intento hacerlo yo.**

Hago mis ejercicios, como saludable –
No me maltrato a mí misma –
no me aprovecho de mí misma…

y hay que exigir ese mismo respeto
en nuestras relaciones,
particularmente en las íntimas,
porque allí está el alma del ser humano.

He tenido un don muy grande en este respecto porque mi esposo comparte el deseo de vivir en la verdad, de gozar de nuestras relaciones íntimas en un contexto sagrado e increíblemente vivo –

Orgullosamente me llamo católica… cristiana
y entonces sigo ciertas leyes…
Hasta en eso, la intimidad

Victoria de Durango, Durango
Centro Cultural y de Convenciones Bicentenario • 22 de marzo de 2014

Y sin entrar en demasiados detalles,
en mi humilde opinión, esas leyes hacen que nuestra vida íntima
sea realmente buena...!
Hay períodos de abstinencia...
(cuando pensamos que no es el momento adecuado
para ser padres otra vez)

Y esos períodos de abstinencia
De castidad
Nos fortalecen
Y en nuestra opinión
ENRIQUECEN
Los muy bienvenidos momentos íntimos

Nos entregamos el uno al otro 100%
Y Dios está en el medio

**Es increíble saber que algo – una persona –
ES... Y SERÁ...
todo tuyo – y LIBREMENTE TUYO
pase lo que pase
en el amor de DIOS**

No hay riesgos **de daño**
Ni de **abuso**, ni de **egoísmo**

Sino
un entendimiento mutuo
Un compromiso mutuo
que va mucho más allá de nosotros
Y ese lugar es muy seguro
Muy vivo
Y muy codiciado

Palabras esmeradas

Todo eso tiene que ver con
Algo que se llama "Teología del Cuerpo"
También enseñada por JPII
Que engancha perfectamente con
El movimiento pro-vida
Y de verdad, el VIVIR en plenitud
Pero esa es una historia para otro día…

Sin embargo, no tengo este regalo por casualidad,
sino porque LUCHÉ POR ÉL –
Luché por la PUREZA de nuestra relación

¿Y QUE MENOS PODRÍAMOS HABER HECHO…?

Si nos conocimos en Medjugore…
sitio actual de milagros y apariciones de la Virgen María?

¿QUÉ MENOS……?

Nos conocimos en Medjugorje –
De verdad, el DIA DE PASCUA de 1990
Y mientras allá todo iba bien
Íbamos a la MISA
Rezábamos juntos

Después…
VOLVIMOS al mundo, nuestro país
Un mundo que NO decía que rezáramos
Que NO ofrecía Misas a toda hora
Que NO valoraba la fe
Ni impulsaba la pureza de un noviazgo

Y siendo HUMANOS
Y estando ENAMORADOS
Firmemente enamorados
Luchamos por mantenernos
fieles el uno al otro, y a Dios –

Le dije a mi futuro esposo
que de no ser virgen el día de la boda,
no me casaría con él.

(Tal vez una noticia dura para un hombre
con mucha calle...
Un músico, acostumbrado a obtener
lo que quería...)

Hasta le escribí a la madre Teresa de Calcuta y sorpresa de sorpresas,
ella me respondió TRES veces,
cada vez dándonos más ánimo
para seguir adelante en la pureza
de nuestro noviazgo,
para así entender
lo que es el amor verdadero,
el significado del matrimonio,
que requiere de
respeto,
de sacrificio, y
de paciencia.

Entonces se lo dije a mi novio desde el principio,
Exigí que me respetara.

Y de lo contrario, sin ningún problema habría podido seguir adelante sin él.

Y poco a poco, mi novio se dio cuenta de cómo amarme de verdad.
DECIDIÓ amarme a MÍ más que a él mismo.

Cada día iba poniéndose cada vez más mutuo, tanto que me ayudó a mí a respetarme a mí misma!

De esa decisión al comienzo del noviazgo, ambos sacamos mucha fuerza.

Juntos vivimos alegrías y tragedias, y entre estas últimas, la muerte de nuestro primogénito
Lucas Juan,
que ahora sé que es un fuerte intercesor
para los futuros padres
Y los bebés no nacidos

La muerte de otro bebé por una pérdida
(que a veces se llama "aborto espontáneo")
(pero porque lo llamamos una "pérdida" si es un bebé deseado o planeado, y una "interrupción" si no…? No se trata del mismo carácter de un ser humano…?)

Vivimos tragedias tanto familiares como económicas:
parientes enfermos y ancianos,
enfermedades de nuestros otros hijos
Y nuestras también

Y nuestra base siempre está firme.
Es Dios.

Victoria de Durango, Durango
Centro Cultural y de Convenciones Bicentenario • 22 de marzo de 2014

Porque sembramos esa base al comienzo.
Y ahora – a pesar de las dificultades y las discusiones – nos apoyamos en ella.

**

Todo eso de
derechos de la mujer,
su "derecho a decidir"
no es la clave.

Debemos respetarnos mutuamente,
respetarnos a **nosotros mismos**
y a nuestra propia sangre

No necesitamos el derecho de matar a nuestros propios hijos,

pero si necesitamos campañas de concientización para exigir **que los hombres y las mujeres se respeten mutuamente!!**

El derecho a "decidir" o a abortar a su bebé,
no es "liberación" para nosotras las mujeres

es esclavitud,

nos convierte en herramientas de placer,
objetos a ser usados

es más bien liberación para los hombres, no para nosotras…

Y con estas palabras...
ya siento MILES DE MUJERES al frente del "movimiento feminista"
enojándose conmigo,
gritando sus errores,
jurando que no sé lo que digo.

Les pido que no me odien.

Realmente me gustaría entender de dónde surgen sus actitudes tan frías, desinteresadas...

Me doy cuenta que a veces sus actitudes fuertes a favor del aborto vienen de
alguna cicatriz,
alguna traición profunda y grave,
muchas veces por parte de un hombre.
Entonces, las comprendo a Uds. también.

Uds dicen que aman a las mujeres
Y YO TAMBIÉN.

Y a todas las mujercitas no nacidas.

Pero no me odien porque...
Viví toda mi vida al lado de una mujer que abortó a su hijo, a mi hermano...

Después del divorcio de mis padres,
Ese hermanito (o hermanita) habría sido muy bienvenido en mi vida
En mi mundo que por entonces estaba muy solitario y triste

Victoria de Durango, Durango
Centro Cultural y de Convenciones Bicentenario • 22 de marzo de 2014

Mi madre nunca podía abrazarme ni besarme,

a veces se encerraba tan profundamente
dentro de sí,

que finalmente perdió la vida no sólo de su criatura,
sino de ella misma.

**viví con sus llagas y sus lágrimas, y aunque ahora reconoce y
acepta plenamente la misericordia de Dios –
COMO TODOS DEBEMOS HACER –
sigue** lamentando la decisión,
Y YO lo lamento...

Recemos juntos, entonces, para terminar con este gran cisma.
Recemos por que no crezca, recemos por que disminuya.

Porque aunque la cuido con todo amor y todas mis fuerzas
A veces parecen insuficientes
A veces el tiempo no me alcanza
Y tanto yo... como ella... agradecería
La presencia de quien nos ayude...
Me enoja a veces
¡Me enoja que me haya robado un hermanito!

Y NO me enojo con mis padres,
sino con LA MENTIRA
La mentira que ellos CREÍAN

¡Realmente deberíamos todos ENOJARNOS ante la mentira del
aborto!
¡ENFRENTARLA y exponerla para que OTROS no se engañen – no
se dañen!

POR ESO estoy AQUÍ

No porque CREO algo que quiero que Uds. CREAN

Sino porque SUFRÍ algo que quiero que Uds NO SUFRAN

¡EL AMOR busca el BIEN del otro!

Los que realmente TE AMAN
¡No te alientan a herirte!

¡No esconden verdades,
no permiten que hagas algo que después
te hará daño!

**

Entonces, si vamos a enfrentar esta batalla y tener éxitos, es necesario un equilibrio. Con solo rescatar rescatar a solo UN bebé del aborto, a sola UNA pareja de esa decisión emocionalmente dañina, habremos ganado la batalla.. Por eso, a mí me gusta enfocarme en éxitos pequeños, y no sólo en el éxito supremo de abolir el aborto por completo en este país. Si vamos a luchar en contra del aborto con éxito, necesitamos de un equilibrio emocional, Inteligente y racional. Requiere de que seamos listos como el zorro, pacientes pero firmes como el toreador.

**

No tengo NADA que Uds. no tengan

No soy NADIE que uds no sean

A través de la comunicación con Dios, todos somos mensajeros, testigos, hasta videntes si tenemos los ojos para ver...

Sólo hay que CULTIVAR una relación profunda con el Señor, esforzarse para hacer su voluntad y entender que es él que hace todo a través de nosotros, y que no hacemos ni somos nada sin EL

***

¿Qué tengo yo?
Tengo sólo una historia como la de muchos de ustedes,
una llena de cruces,
de desafíos,
de amor,
de sacrificios y
del deseo de seguir adelante en la fe.

Una historia llena del deseo firme
de vivir la voluntad del Señor,
de perseguir la verdad y la vida plena,
de perseverar.

Mi historia es un don dado por Dios **para beneficiar a su pueblo y para salvar mi alma. Y todos ustedes también tienen una historia como la mía**, seguramente con detalles diferentes, con caracteres y protagonistas diferentes, pero sin embargo, **una historia que puede enriquecer y fortalecer al pueblo de Dios si** sólo toman la decisión de compartirla.

Y hoy quisiera incentivarlos, darles el ánimo para que sigan adelante con sus historias, así como lo hizo nuestro Juan Dieguito, "el más pequeño de los pequeños" que tanto ha influido en el pueblo mexicano y la historia mexicana,
que obedeció el deseo de la Guadalupana de que **fuera a compartir su experiencia con el obispo.**
Encontró las palabras perfectas para transmitir justo lo que la Morena le había confiado.
Así como traté de hacer hoy.

Y es lo que todos debemos hacer.
No estoy aquí porque me convenga,
sino porque me urge –

me siento obligada a compartir estas experiencias para posiblemente ayudar al menos 1 alma en esta multitud.

Si tocara el corazón de tan solo uno de ustedes,
si llegara a hacer que tan solo UNA persona entendiera más
Íntimamente el amor de Dios,
su misericordia,
la mentira del aborto
y la verdad que solo se encuentra en la VIDA –
me basta.

Y si lo hago en esta aula,
o en el supermercado,
o en mi propia casa con mi familia,
(a veces el lugar más difícil de todos para evangelizar),
me basta.

Eso es lo que el Señor quiere de mí:
Que lleve mi testimonio a quienes estén
A quienes tengan ganas de escuchar
y que permita que él se ocupe del resto.

Entonces, mi querida familia guadalupana, ¡enciéndanse!
¡Ilumínense por el fuego del espíritu Santo!

¡Sean valientes en la verdad
y el valor de sus propios testimonios,
y compártanlos con el mundo!

Oye y pon bien en tu corazón: nada te asuste,
nada te aflija,
tampoco se altere tu corazón...

**Tú eres mi mensajero,
en ti pongo toda mi confianza.**

Por amor, compartamos **un mensaje**
De verdad y perdón
Ni el pecado, ni el pecador, ni la mentira, ni la muerte tendrán dónde esconderse.

¡Que Dios los bendiga a todos!

Irapuato, Guanajuato
Centro de Convenciones de Irapuato • 17 de mayo de 2014

Capítulo 5

Carrera final

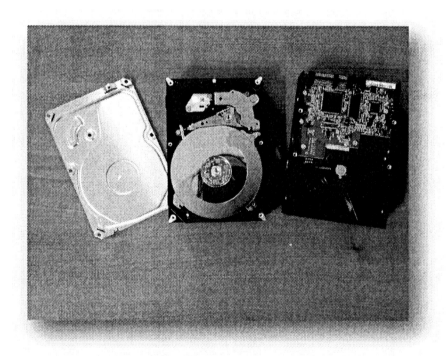

Disco duro descompuesto, en Pennsylvania.

Esto es un disco duro que dejó de funcionar.

Más específicamente, este es *mi* disco duro que dejó de funcionar.

Nadie sabe exactamente cómo es que los discos duros se descomponen, pero cuando lo hacen, según mi hijo experto en computadoras, es un suceso devastador pero poco común.

Menos de 24 horas antes de abordar el avión que nos llevaría al "Congreso Mariano a favor de la vida y la familia" en Irapuato, mientras estaba dando los toques finales a mi discurso y preparándome para imprimirlo, la iluminación de la pantalla de mi computadora perdió intensidad hasta volverse negra y todo el sistema dejó de responder.

"Esto no puede estar sucediendo", pensé para mis adentros. "Este disco duro fue reemplazado solo hace unos meses… No se puede haber descompuesto otra vez…"

Inmediatamente me comuniqué con mi hijo. "No toques nada", fueron sus palabras. El tiempo me ha enseñado a hacerle caso. "Algunas veces, tienes la oportunidad de reiniciarla solo una vez. Déjala como está hasta que vaya…"

Cuando llegó a casa unas horas más tarde, ya había perdido tiempo muy importante y cada vez tenía menos para poner fin a mi texto. Me confirmó que el disco duro tenía un defecto y me miró con preocupación. "¿Tenías algo importante?"

"Bien. Si consideras importante la presentación que tengo que dar ante un par de miles de personas este sábado…", respondí con ojos suplicantes.

"¿Tienes la copia de seguridad?", preguntó.

Irapuato, Guanajuato
Centro de Convenciones de Irapuato • 17 de mayo de 2014

No le respondí. No estaba segura.

Mi hijo compasivo y fanático de las computadoras debe haber entendido mi desesperación y puso manos a la obra. Lo primero que hizo fue comprobar mi unidad de copia de seguridad.

"¿Qué?", dijo entre dientes. "Mamá, ¿tampoco tienes el archivo en tu copia de seguridad…?"

Por medio de un proceso de eliminación y deducción, y el esfuerzo sincero de un hijo cariñoso, que siempre ha sido un "colaborador de corazón", en las siguientes dos horas logré recuperar una versión más antigua de mi charla. Para entonces, ya era tarde de noche. Actualicé el archivo tanto como me fue posible y, simultáneamente, hacía la valija con mis cosas para el viaje. El texto estaba bien lejos de ser la copia "definitiva" que había tenido la esperanza de llevar conmigo, pero esto ya era algo.

Sin embargo, tener el discurso en las manos era solo uno de los problemas que estaba "como" resuelto. El problema más grande era que tenía todo el departamento de una empresa para administrar y clientes a quienes prestar servicios un minuto después de regresar de México. Si bien los archivos y programas de los clientes estaban a salvo, y protegidos en las computadoras de la oficina, algunos de mis trabajos recientes habían sido creados mientras estaba en tránsito, durante y entre viajes y visitas a médicos de mamá. Mi *modus operandi* para lograr máxima eficiencia con respecto a mi trabajo tenía mucho que ver con ese disco duro descompuesto y la capacidad de moverme en diferentes entornos de trabajo.

¿Cómo sería posible viajar a México por cinco días y saber que tan pronto regresara a los Estados Unidos tendría que ocuparme de esto antes de empezar un día de trabajo normal? Demoraría al menos un par de días para estar "en marcha y sobre ruedas", como siempre en la oficina. Sin la otra computadora para comparar archivos, mi eficiencia pagaría las consecuencias. Simplemente no tenía a mi alcance esa cantidad de tiempo y eso tampoco era compatible con mi conducta habitual como profesional dedicada. Estos pensamientos amenazaron con hacerme desistir del viaje ya que me di cuenta de que si lo cancelara, podría utilizar los días adicionales para compensar la diferencia profesional. "La crisis en este caso es el tiempo que perderás", me decía mi costado profesional. "Puedes corregir el problema fácilmente si cancelas el viaje."

Por suerte, Dios bendijo a mi esposo y a mí con uno de los "Mejores 40 innovadores en tecnología" de los Estados Unidos. Ese es mi hijo, al menos según Verizon. Benjamín también trabaja media jornada como técnico de TI. Como habíamos aprendido durante nuestros preparativos para VidaFest Zapopan, algunas veces las oraciones son respondidas antes de que las recemos o, incluso, aunque no las rezamos en lo más mínimo. Ben me tranquilizó y pidió que no me preocupara. "Todo va a estar bien. Me ocuparé de obrar un milagro para ti este fin de semana", me dijo con seguridad.

"Cuando regreses el martes", agregó, "tu pantalla estará como antes, como si nada hubiera pasado. ¿No te impresionaría eso, mamá?"

Me sonrió y me dio un abrazo tranquilizador. Sabía confiar en él. Si tenía alguna duda, nunca hubiera hablada con tanta certeza.

(Cinco días después, probó que sus palabras eran ciertas.)

Por otro lado, mi hijo menor tenía dificultades con una lesión deportiva que había sufrido en la espalda, para la cual no tenía aún un diagnóstico en firme. Pese al dolor, estaba decidido a continuar entrenando. Las rondas del campeonato de la temporada de atletismo se acercaban rápidamente y se había entrenado todo el año para encontrarse exactamente donde quería estar: clasificado primero en su carrera preferida, la de 400 metros.

Para este tiempo, ya habían extirpado el riñón a mi madre, había terminado con su rehabilitación y ya se estaba arreglando un poco por su cuenta. No obstante, necesitaba supervisión constante por lo que iba a verla todos los días. También necesitaba ayuda con sus quehaceres habituales y medicamentos. De ningún modo podía "ayudar" a cuidar a nuestros hijos. En realidad, todo lo contrario: serían ellos quienes ayudarían a cuidarla a *ella*.

Afortunadamente, eso era algo a lo que se habían habituado en los últimos ocho años.

Como la mayoría de los jóvenes, nuestros hijos tienen muchas ocupaciones, estudian y tienen sus propias vidas para seguirles el ritmo. El ir y venir de sus padres tantas veces durante el año escolar no les resultaba fácil. Si bien están dispuestos a apoyar "la misión" de todas las maneras posibles, una vez más nos suplicaron por la menor alteración posible de sus rutinas "normales".

Toda mi familia, mis tres hijos y su hermano en el cielo se mostraron a la altura del desafío.

"Mamá, mira", dijo mi hija mayor, Verónica. "Tengo un par de días libres. Regresaré a casa de la universidad y cuidaré de los varones. Todos nos ocuparemos de la abuela. Tienes que ir y hacer esto, ¡diste tu palabra! ¡Ve y salva a algunos bebés! También, ¡a algunas mamás y papás! Cuéntales la historia, explícasela de la forma que lo haces tú, ¡eres tan convincente! Nosotros nos ocuparemos del resto."

Su "ocuparse del resto" suponía muchas ocupaciones para un grupo de adolescentes: visitas diarias para ayudar a su abuela enferma, que habitualmente es mi tarea; una prolongada sesión para reparar la computadora durante la cual mi hijo mayor debía desmontar mi sistema antiguo y dar formato a un nuevo disco duro que tenía que haber comprado antes y cargar de nuevo mi copia de seguridad; mi hija iba a ayudar a su hermano con los detalles de su "fiesta de graduación", el baile de fin de año de la escuela secundaria que habitualmente es una gran reunión familiar; también debía intercambiar trajes de esmoquin confundidos a último minuto entre dos tiendas diferentes y llevar a su hermano en automóvil, a él y a su cita, al baile; acompañar a su hermano menor a las consultas médicas de seguimiento por la lesión en su espalda y, finalmente, acompañarlo también para que le hicieran una resonancia magnética, todo esto sin dejar de ir y volver de la escuela o Misa, cocinar y limpiar todo después, ellos solos.

Pese a que mis hijos jamás pusieron un pie en Irapuato, ellos son los verdaderos héroes detrás de la participación mía y de mi esposo en la conferencia ese día. De hecho, demostraron el significado de lo que es una familia. Este era un Congreso a favor de la familia y, además, pensaba constantemente en ellos, en su cariño y dedicación para ayudarme a llevar el mensaje provida a los guanajuatenses.

Pero la lista de dificultades todavía no estaba completa. De hecho, el viejo "chanclas" (un apodo que algunos de mis nuevos amigos mexicanos usaban para referirse al demonio) parecía estar decidido a arrojar hacia nosotros todo lo que pudiera hasta el último minuto.

Aproximadamente una hora antes de mi discurso, mientras literalmente estaba revisando el texto y rezando para que el Espíritu Santo me transmitiera la fortaleza y guía de sus palabras para llegar a todas las personas que lo necesitaban, recibí una llamada telefónica de mi hija, en los Estados Unidos. Se la escuchaba angustiada y preocupada.

"Mamá, ¡tienes que llamar ya mismo al médico de Blas! ¡Me dijeron que tiene la columna quebrada! No sé qué hacer, ¡no entiendo...!"

Para una joven de solo 18 años, sin duda estaba enfrentando una buena cuota de dificultades. Reemplazarme esa semana como mamá y acompañante de enfermos fue más de lo que había esperado, pero se ocupó en forma competente de todos los nuevos vaivenes que se le presentaban.

Recibir la noticia del médico de Blas de que mi hijo tenía una fractura por sobrecarga bilateral con deslizamiento espinal, es decir, su espalda estaba quebrada en dos lugares y una parte de la columna vertebral estaba desplazándose sobre la otra, era un golpe más que difícil. ¡Yo estaba en México! ¡Y mi hijo de 14 años y mis otros dos hijos adolescentes estaban en los Estados Unidos lidiando solos de esta grave noticia! Se suponía que en solo una hora más yo estaría ocupando el podio para dar mi charla. ¿Cómo podría encontrar el sentido de equilibrio, la compostura, para hacer eso?

No estoy segura de si es algo "natural", prenatal o bien, el resultado de haber sido criada sola, con una madre que sufría tantos trastornos emocionales pero, en el camino adquirí la habilidad muy útil de "compartimentar" mis pensamientos y emociones. Pese a que la noticia era trágica y seria, debía ponerla a un lado.

Ya habíamos llegado muy lejos para estar en Irapuato; habíamos tenido éxito y fracasado en algunas cosas como huéspedes en esta nueva ciudad, incluido el desaire de tener que pedir a una maravillosa familia que nos había ofrecido su hogar si podíamos *regresar* al convento donde nos habían llevado desde el aeropuerto. Sentía que había sido muy descortés según las costumbres mexicanas, y tal vez, incluso, las del Espíritu Santo. Traté de explicar, tan correctamente como pude, que sentíamos que el convento nos brindaría más espacio, calma y tranquilidad para prepararnos para la conferencia. La pierna de mi esposo se había hinchado una vez más y ya había improvisado en el convento un sistema de almohadas y edredones para mantenerla en alto. Casi perdió la pierna izquierda en un accidente casi fatal con su motocicleta cuando era joven y, en casa, en los Estados Unidos, poner la pierna en alto es un ritual cotidiano sin el cual no puede llevar adelante sus exigentes tareas físicas en nuestra granja. El convento tenía dos camas simples que acercamos para convertirlas en una cama suficientemente grande para dos gringos. Eso también nos permitía tomarnos de la mano para dormir, como lo hacemos en casa. Ya sentíamos a las Hermanas de los Sagrados Corazones de Jesús y María como nuestra familia. Afortunadamente, aunque la nueva familia nos había ofrecido su casa, permitieron y comprendieron nuestra franqueza.

A estas alturas ya se nos habían tratado de interponer tantos obstáculos y solo nos separaban algunos minutos del instante en que debía pronunciar el mensaje para el que habíamos venido. Este no era momento de sucumbir al pánico.

Inmediatamente llamé a mi hijo y escuché la confusión y el desánimo en su voz. Sentía mucho dolor, así como una gran decepción a nivel humano de no ser capaz de correr en los campeonatos, pero mucho más importante aún, esta lesión podía significar que nunca podría correr competitivamente de nuevo. Nunca más.

Irapuato, Guanajuato
Centro de Convenciones de Irapuato • 17 de mayo de 2014

Comenzamos agradeciendo a Dios de que no se trataba de una lesión que le hubiera causado parálisis, que era una posible complicación de este tipo de lesiones.

"Blas", comencé, "lo siento tanto… pero, ¡vamos a superar esto! ¡Lo haremos! Tienes que dejar de caminar inmediatamente. ¡El médico dijo que debías 'dejar de funcionar' completamente! En cama por diez semanas, como mínimo. Después, más pruebas, y veremos cuál es el siguiente paso… No tienes permitido caminar, ¡salvo para ir al baño o actividades simples! ¡Acostado de espalda!, descansa, juega videojuegos; sí, ¡videojuegos! ¡Por favor!" Eso fue lo único que pude decir para hacerlo reír porque, por lo general, somos estrictos con respecto a los videojuegos en casa.

Seguí adelante, "¡Siento tanto no poder estar allí! Me gustaría abrazarte ahora y que sepas que, ¡todo va a estar bien! Correrás de nuevo, ¡te lo prometo! ¡Lo harás mejor que nunca!"

Me detuve por un momento. Ambos sabíamos que las palabras que acababa de pronunciar no eran ciertas en el plano humano. Para Dios, sin embargo, sí lo eran.

"Mamá", comenzó a decir Blas.

"Sí, hijo."

"Tú tienes que estar allí, ¿lo sabes? Lo sabes, ¿no?"

Me conmovió su fortaleza, determinación y fe. Para un joven de solo 14 que siempre ha tenido una aguda sensibilidad y madurez espiritual, él me estaba dando a *mí* la valentía que necesitaba para seguir adelante.

"Mamá", continuó, "esto no se trata de mí. Es una lucha, es una carrera, y tienes que correrla. Estás preparada. Puedes hacerlo. Ve y salva a algunos bebés, mamá. Ve y enseña como siempre nos has enseñado a nosotros…"

Tuve ganas de llorar, pero me contuve. Me tomé a pecho las palabras de mi hijo: Tenía una tarea por hacer. Así que la hice.

Tal vez mi presentación en Irapuato tuvo un poco menos intensidad de la que había planeado. Tal vez mis palabras no fueron lo que había esperado, o tal vez, estuve un poco distraída, pero durante todo el tiempo que ocupé el escenario, me esforcé conscientemente para volver a concentrarme en esa tarea. Lo que salió de mi boca, de la forma que salió, era exactamente lo que Dios quería de mí en Irapuato.

De hecho, a juzgar por las reacciones y comentarios de los presentes, el Espíritu Santo logró lo que se había propuesto. El Padre Carlos Triana se acercó a mi marido y a mí después, y pronunció palabras poderosas para nuestros corazones.

A mi esposo, lo llamó un "artista de Dios".

A mí, me instó firmemente que encontrara la manera de publicar mi discurso, rápido. Me entregó varios cuadernillos académicos pero simples sobre diversos temas espirituales que expertamente había escrito él mismo y que son leídos por todo México. Su contenido me impresionó bastante. "Muchas personas pueden aprovechar las palabras que pronunció", me dijo. "La presentación fue simple, organizada y clara. La necesitamos. Nuestro país necesita esto. La exhorto a publicar estas palabras, ¡pronto!"

Irapuato, Guanajuato
Centro de Convenciones de Irapuato • 17 de mayo de 2014

El estímulo del Padre Triana es una gran razón de la existencia de este libro, *Experiencia VidaFest*. Creo que el Espíritu Santo me habló a través de ese mensaje del padre.

Hay una persona específica que sobresale en mis pensamientos entre las tantas que conocí ese día. Una mujer desesperada, que se acercó frenéticamente con lágrimas en los ojos, implorando ayuda. Dijo que simplemente no podía hacerlo, que no podía perdonar. Era demasiado difícil, demasiado doloroso…

Pensando que sus comentarios estaban relacionados de alguna manera con el discurso provida que acababa de pronunciar, esperé a recibir más información. Repentinamente, se abrió una compuerta y me explicó, con lágrimas amargas y copiosas, que su hermano había sido asesinado unos pocos días antes. Había vivido una vida sin esperanzas y pecadora, agregó, así que seguramente llegó a Dios sin la oportunidad de "pedir perdón". La agonía y la profunda pena en su voz, así como el evidente amor por su hermano, eran abrumadores. Estaba preocupada por el estado de su alma y me preguntó, "¿Cómo me será posible perdonar algún día a sus asesinos? ¡Jamás podré hacerlo! ¡Se lo llevaron tan bruscamente! No tuvo tiempo de cambiar, de comprender que la vida que estaba llevando…"

Me sentí agobiada por el momento crítico que estaba viviendo y compartiendo conmigo. Al mismo tiempo, ¡estaba asombrada de que hubiera encontrado la fuerza de asistir a esta conferencia! Nos estrechamos en un abrazo mientras lloraba en mi pecho, y el Espíritu Santo me transmitió las palabras de ayuda perfectas para susurrarle al oído: "*SÍ encontrarás* la fuerza para perdonar a los asesinos y ofrecerás ese gran esfuerzo de perdón por el alma de tu hermano. Cada vez que ese perdón te cueste, lo ofrecerás por tu hermano. Dios verá tu sacrificio y el amor que tienes por tu hermano, y estará complacido. Recemos para que Dios tenga misericordia de tu hermano. Solo Dios sabe 'todo lo que realmente sucedió'. Cada vez que pienses de tu hermano, lamentes su vida sin esperanzas y temas por su alma, lo ofrecerás como un acto de perdón para los asesinos. Con seguridad dirás a Dios la razón por la que haces este sacrificio horriblemente difícil. Y el día que dejes esta vida, roguemos que tu hermano esté allí, esperándote y te dé la bienvenida con una sonrisa en el rostro."

Su sollozo desesperado cambió gradualmente a una postura de control, calma y fe. Se secó las lágrimas, sonrió y asintió con la cabeza. Nos abrazamos una vez más y se retiró.

La conferencia de todo el día finalizó de la manera apropiada con una Misa, algo que se ha convertido en una tradición de VidaFest. Para cuando todo ya había terminado, los dos gringos (¡mi marido y yo!) ya comenzábamos a sentir los efectos; ¡la maravilla de los frutos espirituales y el cansancio del cuerpo!

Mi esposo tiene mucha menos tolerancia que yo para las circunstancias inesperadas y los cambios de programas. Es casi como un niño en ese sentido; se desequilibra y no es capaz de "recuperarse" muy bien. En casa, esto es mucho más fácil de resolver. Cuando estamos de viaje, tenemos menos control. No sabíamos con certeza cuál sería nuestra próxima actividad después de la conferencia, qué planes existían o quién sería nuestro próximo conductor. Podía ver que mi esposo estaba al borde de su "límite" y, por su aspecto, estaba a punto de desmayarse. Tomó la decisión de recostarse en el piso, "para que la habitación dejara de girar", según sus palabras.

El hecho de ser "conferencista" o "locutor" en cualquier conferencia no me absuelve de mi primer deber: el de ser esposa.

Irapuato, Guanajuato
Centro de Convenciones de Irapuato • 17 de mayo de 2014

Desesperadamente pregunté a una admirable familia que no conocía si nos podían llevar al convento y, una vez allí, ambos descansamos. ¡Otros soldados de "VidaFest" habían venido a nuestro rescate!

Pese a que esa noche nos perdimos una maravillosa celebración de gala en honor de la fe, la vida y la familia, estábamos emocionadísimos de poder organizar nuestra propia fiesta en el convento para el día siguiente. Una rápida pasada por Walmart para aprovisionarnos y una visita de mi mejor amiga mexicana, Angélica y su familia, que llegaron de Querétaro en automóvil para vernos, fueron suficientes excusas para que mi marido se encerrara en la cocina y, ¡nos preparara un festín italiano para todos! Mantuvo a las hermanas "fuera de servicio" por el día y se hizo cargo de la cocina.

¡Me sentí tan feliz de ver al hombre con el que me había casado regresar a la vida! ¡Parecía como que *finalmente* se estaba recuperando de las exigencias del viaje y estaba listo para dar una fiesta! El único problema era que partiríamos de regreso a los Estados Unidos en menos de un día y, a esta hora mañana, estaría de vuelta en el tractor, cortando el césped en nuestra granja. Extrañamos a nuestras nuevas amigas Cecy y Martha, las organizadoras de la conferencia, en nuestra "fiesta italiana", pero habían entregado todo de sí para coordinar la conferencia y también necesitaban descansar. De una u otra manera, Martha había sobrellevado una grave lesión en la pierna para asegurarse de que todo saliera como se había previsto. Mirarla cojear por la conferencia todo el día, sin perder en ningún momento la sonrisa en su rostro, fue un auténtico testimonio en sí mismo.

Para nuestro regreso a Pennsylvania, el viaje que se había organizado al aeropuerto se canceló, pero las Hermanas de los Sagrados Corazones se mostraron a la altura de las circunstancias. Rezamos y cantamos durante todo el trayecto del amanecer montañoso camino al aeropuerto. Cuando finalmente llegamos, nuestro vuelo había sido cancelado debido a averías en el avión. Había muchas personas quejándose, pero mi esposo bromeó, "¡Prefiero que el avión se descomponga cuando estoy en tierra que en el aire! ¡Alabemos a Dios!"

El tiempo de espera en el aeropuerto nos dio algunas horas para conocer más personas y compartir nuestra "experiencia VidaFest".

Es verdaderamente increíble cuántas vidas han sido golpeadas en formas tan tristes y dolorosas por el aborto y cuántas personas necesitan compartir ese dolor. El mensaje de perdón y amor que Dios quiere para cada una de esas personas, y para todos nosotros, en todas las situaciones, debe ser nuestro mensaje más firme. Dios anhela la intimidad con nosotros, la comunión y eso solo es completamente posible cuando nos enfrentamos y perdonamos a nosotros mismos.

¿Qué es el pecado sino un impedimento que nos aleja del Amor en nuestras vidas? ¿Del que sana nuestras heridas? Y que nos aleja de transformarnos en lo mejor de nosotros mismos. No nos extrañemos entonces que nuestro Amor Eterno desprecie tanto al pecado.

Todo el viaje a Irapuato fue especialmente importante por la pequeña Fernanda… continuamos rogando al cielo por su recuperación.

Cuando el décimo octavo avión que nos trajo de regreso a casa de nuestra quinta conferencia provida en México estuvo a punto de aterrizar, sentimos que habíamos llegado al fin de un "ciclo". Estábamos cansados, habíamos postergado de todas las maneras posibles nuestras vidas "habituales" en casa y sentíamos que necesitábamos prestar atención a muchos detalles pendientes. En ese momento, me di cuenta de que nuestra primera "gira VidaFest" había durado aproximadamente nueve meses y, definitivamente, ¡eso está dentro de los límites de un embarazo humano normal y saludable!

Mientras el avión se deslizaba por la pista para despegar hice rápidamente un recuento de cada ciudad, y de cada familia, conocida. Más fervientemente que nunca, recé para que los frutos de estas conferencias se multiplicaran, que se difundieran por América Latina y el resto del mundo; tal vez, algún día, a mi querida Argentina…

O tal vez, acá mismo, calle arriba de nuestra casa… Otro lugar ideal para una conferencia VidaFest sería mi "segunda parroquia" y la única parroquia *nacional* de habla hispana en todo mi país; de, para y por los miles de hispanos que viven cerca: la Iglesia Católica Hispana Nacional de San Roque.

La cantidad de jóvenes medio-hispanos y medio-norteamericanos que andan confundidos por sus dos culturas y los mensajes mentirosos, pero tentadores, de los medios es impresionante. A veces, a mi parecer, hasta desprecian la cultura latina que sus padres han abandonado en nombre de "una vida mejor" para ellos. Es algo triste. Me da mucha pena…

Roguemos por ellos y por todos los jóvenes del mundo en cuyas manos se sostiene el futuro de nuestra Iglesia, así como todo lo bueno y bonito que significa ser humano.

"Por favor, querido Espíritu Santo, intérprete divino, dueño y maestro de las palabras santas del hombre, no *nuestras* palabras pero las tuyas… Tu vida en las palabras, tu vida que es la Palabra Viviente que alimenta y anima los corazones hambrientos de los hombres. Ven, Espíritu Santo…"

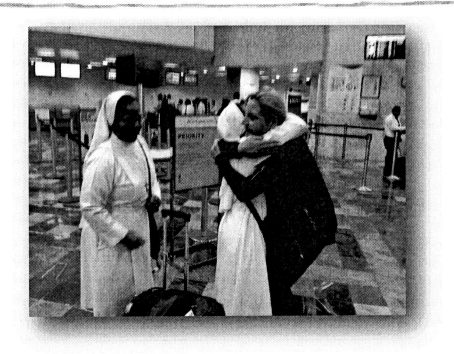

Despedida en el Aeropuerto Internacional de Guanajuato.
Hermanas todas en Cristo.
Su vocación y la mía –
sus propios desafíos, gracias, alegrías y dolores.
Todas con la misma oración:
que sean nuestras vidas una ofrenda viviente del amor.

Irapuato, Guanajuato
Centro de Convenciones de Irapuato • 17 de mayo de 2014

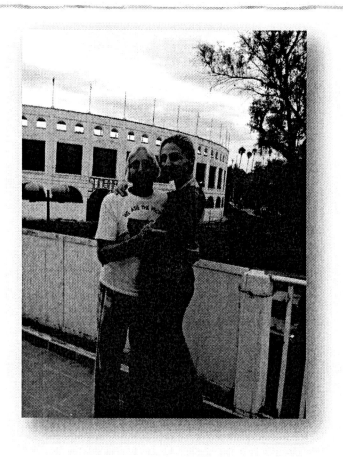

Joey y yo en la terraza del convento.
Nos perdimos la fiesta, ¡pero de todos modos me divertí mucho
usando mi vestido tipo español!

Carrera final

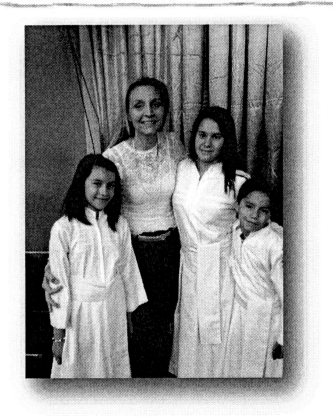

Después del congreso: ¡con algunos amigos nuevos!
¡Vayan hacia delante, soldados de la Verdad!

Irapuato, Guanajuato
Centro de Convenciones de Irapuato • 17 de mayo de 2014

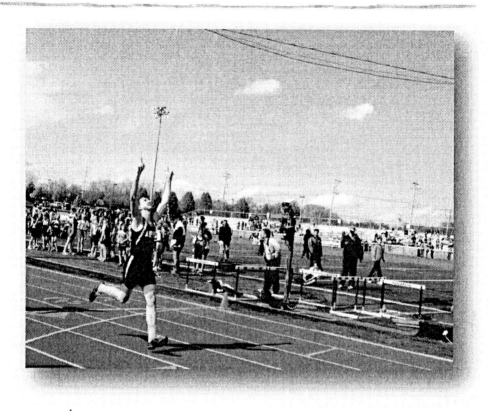

Última victoria de Blas en los 400 metros antes de que le diagnosticaran su fractura de columna vertebral.
"Me dolía tanto", dijo después. "Señalé el cielo después de ganar, porque corro solo por Dios, no por mí."
"He peleado hasta el fin el buen combate, concluí mi carrera, conservé la fe."
(2 Timoteo 4, 7)

Carrera final

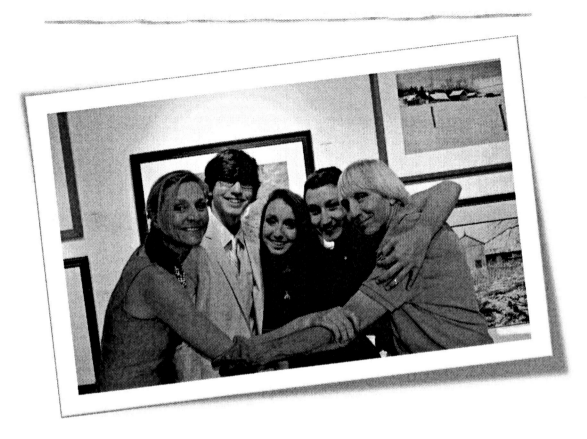

*Mi familia. Con Benjamín Lourdes, Verónica Gracia,
Blas Juan José y mi esposo José*
(Foto: Nils Nelson, *The Creative Eye Photography*)

Irapuato, Guanajuato
Centro de Convenciones de Irapuato • 17 de mayo de 2014

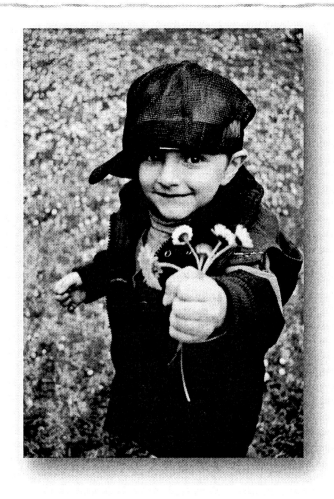

Ah, y por supuesto.... ¡Lucas Juan!
4 septiembre 1992 – 3 febrero 1997
Fotografía tomada en Medjugorje (Bosnia), 1996

Carrera final

Mi querida familia mexicana,
¿están listos?
no hay tiempo que perder

Cada palabra tiene que contar,
cada segundo debe convertirse en gracia.

Tengo una buena noticia:
El AMOR VERDADERO aún existe,
AUN es posible

Todo tiene que ver con lo dispuestos
que estemos a sacrificar,
a vaciarnos el uno por el otro.

Es una buena noticia,
porque SÍ podemos alcanzar el amor
que en el fondo es todo lo que
este mundo loco está buscando
Y todo lo que necesitamos para la felicidad

Pero a la vez es una noticia dura –

La necesidad de sacrificar

Y perdonar…

dar de sí por amor –
es cada vez más difícil,
cada vez MENOS popular

en un mundo que resalta la necesidad
del placer,
del YO MISMO

que
RECHAZA
toda relación difícil
todo dolor,
todo sacrificio...

y que muestra desprecio
por la CRUZ.

La esencia del AMOR VERDADERO radica...

En la CRUZ
En el SACRIFICIO

Y si buscamos el amor
En familia o
En pareja o
en nosotros mismos

su esencia clave es esta:
YO me sacrifico por ti.
YO me sacrifico por ti.

¿No es así como RECONOCEMOS a quienes realmente NOS AMAN?

Carrera final

Los que nos aman de verdad
Y con quienes nos sentimos
Cómodos Seguros Y plenos...

No nos usan.
Buscan **lo mejor** para nosotros.
Luchan por nuestro bien

Y hasta a veces
- si es necesario -
SE SACRIFICAN por nosotros

Cuando estamos en problemas
nos ayudan a cargar nuestra cruz

Reconocemos el amor en esas personas...

Dispuestas a amarnos
incluso aunque les duela,
aunque no resulte conveniente
aunque nos volvamos
feos,
gordos
Desagradables...
Enfermos o arrugados...

Siguen amándonos
Soportándonos
sin condiciones

¿Cuánto hace **que no te sientes** amado así?

Esa clase de amor ya casi no la reconocemos

Irapuato, Guanajuato
Centro de Convenciones de Irapuato • 17 de mayo de 2014

No es el "mensaje corriente",
ni el de las revistas de hoy,
ni el de las telenovelas,
ni el de la música popular

Y los que estarían dispuestos a amarnos así...

Parece que están cada vez MENOS presentes
en nuestro mundo egoísta

No entendemos el mensaje
Del sacrificio por amor
porque es un
mensaje que no queremos entender.

Es como una materia en la secundaria
que no nos gusta, que nos cuesta mucho
prestar atención y aprender.

Y es un proceso constante
de seguir adelante

aferrándonos a un mensaje
tan "anticuado" y tan contracultural.

Por lo menos, me cuesta a mí.

Con todos los programas de la tele
Los celulares, las computadores
en todo momento
Diciéndome justo el opuesto

Pero tengo una meta que sobrepasa todas las demás.

==Quiero amar como Cristo amó.==

Siempre lo tengo presente en mis decisiones respecto del amor.

Qué haría Jesús?
Qué diría?
Cómo manejaría esta situación?

Estas preguntas me ayudan mucho

==Me han ayudado a entender algo fundamental
de la vida de Cristo==

==Cristo jamás *buscó* el sufrimiento.==

Lo aceptó pero ==no lo buscó,==
se le fue entregado,
y voluntariamente lo aceptó...
Por amor

Este sacrificio
por amor
es el mensaje de nuestra fe

y este tipo de amor nos atrae,
nos quita el miedo

ese
"YO me sacrifico por ti."

Irapuato, Guanajuato
Centro de Convenciones de Irapuato • 17 de mayo de 2014

EL AMOR es solo eso.

Es el mensaje de la cruz,
del cuerpo crucificado de nuestro Señor.

**YO ME SACRIFICO por ti…
porque te amo. Por tu bien**

Es el lema de cualquier buena madre
o buen padre
De todo buen esposo

Es lo esencial *para mantener unida* **a una familia.**

**

**Pero para DESTROZAR a una familia
A nosotros mismos
Usamos a los demás.**

en vez de un "YO me sacrifico por TI"

la actitud "moderna" es más como

YO TE sacrifico POR MÍ…

Y es justo eso de que

Se trata un aborto

En triste oposición al amor,
El aborto no se trata de 'sacrificarme por ti'

sino de exigir que ese otro,
esa criatura indefensa
se sacrifique por mí.

No es de sorprender entonces
que este mundo parezca
cada vez más CARENTE del amor...
y lleno del odio y egoísmo.

Un egoísmo que jamás podrá
llevarnos hacia la felicidad prometida.

Y hay gente que dice,

"Bueno, sabes qué?
Eso es lo que NO me gusta de uds, los católicos.

GLORIFICAN el sufrimiento,
hacen hincapié en el dolor,
en la tristeza...

"No me gusta la idea
De tener que soportar cosas porque
"valgan la pena"

sino que prefiero elegir cosas que
"valgan alegría"

"Por eso, soy ATEO o soy de otra religión
o simplemente elijo ser "buena persona"
porque prefiero enfocarme en la ALEGRIA..."

Irapuato, Guanajuato
Centro de Convenciones de Irapuato • 17 de mayo de 2014

Y si bien entiendo ese argumento,
Y sin duda el GOZO y la PAZ son
FRUTOS DEL ESPIRITU SANTO
Que todos nosotros podemos experimenta –
Hasta en medio del dolor y sufrimiento

hay otro argumento mejor.

NO nos enfocamos en el sufrimiento en sí,

NO tenemos crucifijos en nuestras iglesias
para alentar a los pobres e ignorantes
a sufrir y sufrir solo por sufrir...

sino que tomamos el sacrificio como
una herramienta,
a veces necesaria,
para llevar a cabo el amor.

Para demostrar
La profundidad posible del amor.

EL SUFRIMIENTO no es la META.
Ni lo deberíamos buscar

Ni lo deberíamos SOPORTAR en casos de
ABUSO o MALTRATO

Tampoco ES EL FIN.

Sino que el sufrimiento y el sacrifico
Son los ejemplos más dramáticos

De las exigencias, a veces necesarias, del amor

**

PERO OJO
Y por favor, escúchenme bien:

No podemos permitir
que los demás nos maltraten,
que la familia, la pareja, los vecinos
nos maltraten
porque entonces *no estamos amándonos,*
estamos permitiendo
que pequen contra nosotros.

El Señor mismo nos enseña
que debemos amar a los demás
como a nosotros mismos.

Es fundamental amarnos a nosotros mismos para poder entender cómo amar a los demás

Y nuestro AMOR hacia ellos y hacia nosotros mismos
nos LLAMA a exigir
un tratamiento amoroso y respetuoso

En lugar de sufrimiento
la cruz nos señala OTRA cosa: AMOR.

Irapuato, Guanajuato
Centro de Convenciones de Irapuato • 17 de mayo de 2014

Un amor que
SOPORTA
PERDURA

y
SE SACRIFICA

A pesar de la situación, a pesar del desafío

¿Quiénes de los aquí presentes
pueden decir con total certeza que conocen ese tipo de amor?

El amor humano es imperfecto
Y por eso cualquier pareja necesita
Apoyarse en el DIVINO

el AMOR ENGENDRA AMOR…

es igual con nuestros hijos, nuestras familias.

Mi hijo fallecido, Lucas Juan
Me enseñó una buena lección

Y fue píldora amarga tragarla

A la edad de tan solo 4 años
decidió ofrecer el dolor casi insoportable
de sus últimos meses con cáncer
por
"la conversión de los pecadores"..
y se negó a tomar los
medicamentos y analgésicos contra el dolor

[careful here, because you will feel like crying! Be strong Bridget!!]

"para que los malos se tornan buenos, mami.
Así mi Diosito estará tan contento..."

Las estadísticas muestran
que cuando un matrimonio pierde a un hijo,
la probabilidad del divorcio es de 90%.

Entonces, ¿por qué no nos divorciamos mi esposo y yo al perder a nuestro primogénito?

NO **porque no lo pensáramos...**

No **porque el golpe de perder a nuestro hijo**
fuera menos grave que el de cualquier otra pareja,

Irapuato, Guanajuato
Centro de Convenciones de Irapuato • 17 de mayo de 2014

NO porque
de alguna manera mágica
evitáramos culparnos o pelear entre nosotros

o compartir nuestro pesar el uno con el otro –
a veces desagradablemente –

NO nos divorciamos porque nos apoyamos
y seguimos apoyándonos
en lo divino.

Nuestro matrimonio
se basa en el Señor, en nuestra fe

y de ahí sacamos mucha fortaleza y valor,
a pesar de nuestras cruces
y debilidades humanas.

Y UNA FAMILIA –
cualquier familia para perdurar ...
para amar y tener esa confianza firme en su amor
necesita ENTENDER la cruz
y las exigencias y responsabilidades
de la vida en familia

Mis jóvenes hermanos y hermanas mexicanos ¡Sí!

El matrimonio, la familia y los hijos
representan el mayor regalo
que todo ser humano puede tener.

Pero si piensan iniciar un matrimonio
con la idea de que *perdure para siempre,*

deben entender el **SACRIFICIO**
y el **PODER DE DIOS** en su matrimonio...

así como el amor del Padre le dio al Señor Jesús
las fuerzas para tolerarnos a nosotros...
y nuestros pecados...

El amor a Dios
Me ha ayudado mucho a mí
¡A soportar a mi esposo!

¡Y estoy segura de que él diría lo mismo!

**

Esa conexión entre
El amor
El sacrificio
Y el aborto
Está profunda e importante tener en claro.

**

Mis queridos hermanos mexicanos,
A veces me llaman "La Gringa Madre"

***

Irapuato, Guanajuato
Centro de Convenciones de Irapuato • 17 de mayo de 2014

Vengo de los EEUU
Soy lingüista,
especialista en comunicaciones,
intérprete judicial en los tribunales de mi país
amante de las palabras
loca por los diccionarios bilingües...

Soy hermana de un bebé abortado —
Que jamás tuve la oportunidad de conocer

y soy sobreviviente de varios atentados
contra mi propia vida prenatal.

También... curiosamente...

soy quien cuida de mi madre anciana,
la misma que atentó contra mi vida hace tantos años...

Si el aborto hubiese sido legal en mi país
en el año 1964,
hoy no estaría aquí.

Carrera final

En aquel entonces,
mis padres optaron por un aborto ilegal,

ya que vivían un matrimonio COMO MUCHOS,
lleno de conflictos,
ya tenían un hijo que padecía asma y alergias

y pensaban que no podrían soportar a otro –
ni emocional ni económicamente.

**Fueron entonces al consultorio de nuestro
médico de cabecera**

que le inyectó a mi madre una hormona que se llama pitocina,
que adelanta y acelera el alumbramiento.

Pero si la mujer tiene solo semanas de embarazo, no produce un
alumbramiento sino un aborto.

Irapuato, Guanajuato
Centro de Convenciones de Irapuato • 17 de mayo de 2014

Es un procedimiento **que fracasa solo una vez en cada 400 intentos.**

Y yo fui ese aborto que fracasó.

Pero no fue el fin de la historia...

Cuenta mi madre que volvieron **otras 2, 3 hasta 4 veces** al **mismo consultorio, la misma inyección.**

La última vez mi madre experimentó sangrado y contracciones... parecía que la inyección tendría éxito...

Pero Dios tuvo otros planes.

Otra vez, ¡sobreviví!

No solo sobreviví, sino que AHORA cuido a mi madre anciana – discapacitada y soltera –

AHORA ella depende de mí para su vida... hasta me dice MUCHO – que yo – su hija casi abortada – SOY la delicia de sus ojos, y SU VIDA MISMA...

Mis padres cambiaron sus opiniones respecto del aborto.

"Brígida, no quiero que te vayas *otra vez...*"
me dijo mi madre el lunes pasado

"Pero tienes que ir, tienes que ayudar a salvar a los bebés!"

"Tienes que compartir con los mexicanos lo que YO NO SABÍA," dijo.

Mi padre también me incentivó,

porque RECONOCE la importancia de esta CONCIENTIZACIÓN en su país.

Es un hombre culto, ingeniero,
que siente que los medios lo engañaron como padre joven

Los medios decían que era algo fácil,

que la criatura – YO – no era humana,
no era persona
sino solamente una semilla o grupo de células –

AHORA saben que no es verdad.

Amo y tengo total respeto por mis padres

y mi segunda madre mexicana,
casada con mi padre por Iglesia.
Les agradezco por haberme permitido venir a hablarles,
por haber sido TAN VALIENTES y GENEROSOS.
NO LOS JUZGO, sino que los perdono.

Irapuato, Guanajuato
Centro de Convenciones de Irapuato • 17 de mayo de 2014

De verdad, ¡es tan importante NO JUZGAR
las decisiones de las personas!

Por el contrario, debemos HACER HINCAPIÉ
en el amor y el perdón...
¡que ESO sea nuestro mensaje más fuerte!

Porque la decisión de abortar NO ES FÁCIL Ni agradable

A nadie espera con ganas
Ese día de ir al abortorio

Ni planea ir de compras
Ni de parranda después

DE HECHO EL ABORTO DEJA
LLAGAS
LESIONES
Tanto físicas como emocionales
Y resultan 2 víctimas!!!

Carrera final

Lo SÉ MUY BIEN porque,
después de los atentados de aborto
que sobreviví,

mi madre se embarazó por tercera vez...
y en esa oportunidad

El aborto era LEGAL en Nueva York, pero aún no en mi ciudad
natal de Chicago...
Y esa vez, mis padres se fueron a Nueva York, por avión...
Mi madre, desesperada,

Mi padre convencido, creo, de que otro niño los perjudicaría... y creyendo en los mensajes mentirosos susurrados por los medios...

"No es un bebé"
"No es una persona"
"será fácil, rápido, seguro"
Y con los 2 aún viviendo un matrimonio duro...
juntos tomaron la decisión
QUE AHORA LAMENTAN...
y en vez de SALVAR al matrimonio...
esa MENTIRA
fue el último golpe
Se divorciaron al año siguiente

Irapuato, Guanajuato
Centro de Convenciones de Irapuato • 17 de mayo de 2014

**
Es IMPRESCINDIBLE ENFATIZAR una y OTRA vez
la NECESIDAD del perdón y la comprensión,
PIEDAD hacia aquellas
PAREJAS
Que han tomado esta TRISTE decisión.

Y digo "PAREJAS" porque AMBOS padres
comparten esta decisión –

TOMEN CONCIENCIA
mis queridos amigos,
caballeros románticos latinos
(y me dirijo a todos que me escuchen o hoy o en el futuro,
o en vivo o por internet o por la tele,
o aquí en México o Italia, la Argentina, donde sea)

Dos personas tienen que ver
con la creación de otra,
entonces una vez embarazada una mujer,

¿usted el hombre que comparte ese don de creación, rechazaría
a esa mujer...?

¿Le diría, "bueno es tu decisión, tu cuerpo,
tú puedes decidir lo que quieras...."
O
"Es políticamente correcto, más moderno portarme así..."

Ustedes los hombres latinos
que siempre han asumido el papel de
cabeza y protector de la familia,

que lo han enseñado al resto del mundo...

en este asunto cambian de colores,
son camaleones,
no los reconozco.

Caballeros románticos latinos,
hay que asumir esa responsabilidad *compartida* con su pareja,
un amor compartido,
pero no un control sobre ella, ni un maltrato
ni una actitud superior sobre ella –

Rijan con un toque masculino, pero a la vez sensible

¡Ayuden a sus mujeres a decir que sí a la vida!

"Las mujeres embarazadas se ponen muy susceptibles."

Súper emocionales, super-hormonales,
y necesitamos de una voz confiable
para ayudarnos a tomar las decisiones correctas.

**

Power of Words:

Mis amigos guadalupanos,
respeto mucho las palabras.

Trabajo con miles de palabras todos los días,
en varios idiomas.

***

Irapuato, Guanajuato
Centro de Convenciones de Irapuato • 17 de mayo de 2014

Gran parte de este debate
Pro-vida / pro-aborto

es una polémica lingüística
Y también filosófica
Una red... *torcida*... de palabras e ideas

Una campaña de publicidad
INGENIOSA y ESTAFADORA

Que es preciso descifrar

Justo el NOMBRE que los proponentes del ABORTO
se dan a ellos mismos:
"PRO-elección" o "PRO-derecho a decidir"

Es mentira!!

Y hay que rechazar esa terminología
Si el aborto es algo tan bueno
Una opción tan útil,
¿PORQUE no se llaman "pro aborto"?

El OPUESTO de VIDA
no es ni "elección" ni "decisión"

Justo como el opuesto de negro es... ¿?
Y el opuesto de caliente es... ¿?

Entonces, el opuesto de PROVIDA es... ¿?

**

Y qué de los
'derechos reproductivos' ¿?

¿qué significa realmente?
¿Verdad o mentira?

La última vez que me fijé en las leyes,
todos teníamos el derecho a REPRODUCIR,
¿o me equivoco…?

Entonces lo que RECLAMAN no son
"derechos REPRODUCTIVOS",
sino DERECHOS CONTRA-reproductivos

O sea DERECHOS A ABORTAR

Pero no lo dicen así
Porque asusta… suena feo… Y ES FEO

**

INTERRUPCION

Y qué tal una interrupción…?
¿verdad, u otro abuso lingüístico…?

Ahora tendremos una breve interrupción para saludar a la Guadalupana…

Nuestra Señora de Guadalupe, ¡qué viva!

ESA sí fue una interrupción.

Irapuato, Guanajuato
Centro de Convenciones de Irapuato • 17 de mayo de 2014

Así como hay:

Interrupción de luz
Interrupción de una audiencia
Interrupción en la programación

Lo que SE INTERRUMPE, se RESTAURA.

Lo que SE INTERRUMPE, finalmente continúa.

Lo que SE INTERRUMPE no es PERMANENTE,
porque en ese caso, LOS LINGÜISTAS USAMOS OTRA palabra:
TERMINACIÓN

¿Pero una interrupción? *De un embarazo...??!!*

No nos mintamos a nosotros mismos,
ni permitamos que las personas
que tomarán esta triste decisión
se mientan a sí mismas.

De verdad es cruel hacerlo, porque después tendrán que cargar
con una decisión tomada a base de información imprecisa,
como hicieron mis padres.

Seamos PRECISOS.
Digamos ABORTO del embarazo,
o quizás TERMINACIÓN,

Pero no INTERRUPCIÓN. Hablemos claro.

Carrera final

Y qué del argumento popular:

"La mujer puede hacer lo que quiera con "su propio cuerpo".

¡Mentira!

Ya que un aborto
es un acto
en contra del cuerpo de otro,
no del de uno mismo.

O el otro argumento:

"Las mujeres tienen derecho a decidir si quieren ser madres o no."

¿Mentira?
NO, no precisamente...

Pero solo una VERDAD A MEDIAS!

Ya que SI podemos decidir si queremos ser MADRES o no,

pero esa decisión la tenemos
Y debemos tomarla

antes del embarazo
y no después

Una vez embarazadas
YA TOMAMOS la decisión
Ya somos madres.

Irapuato, Guanajuato
Centro de Convenciones de Irapuato • 17 de mayo de 2014

Ésa es la otra mitad de la historia
que simplemente no admiten
Que esconden *o prefieren no mencionar*

No lo dicen
Porque fácilmente se la reconoce
Como un comentario auténtico
Verdadero
Demasiado LÓGICO como para negar

**

Sé que el tema del aborto es muy difícil para muchas parejas
-- Hombres y mujeres --

Las relaciones íntimas son como la comida,
una parte bonita de la vida
algo bello de compartir
bajo las circunstancias oportunas y apropiadas

pero no podemos abusar de ellas
ni tenerlas cuandoquiera que queramos.

El sexo es un privilegio – algo SAGRADO –
no es un derecho ni un juego.

La meta debería ser
Que nos respetemos en todo, HASTA en la intimidad

Mi cuerpo, este cuerpo, es un don –

Alguien tiene que merecer este cuerpo y el SUYO
y respetarlo como intento hacerlo yo:

Hago mis ejercicios cuando pueda, como saludable….
(no me vuelvo loca, porque al fin de cuentas,
el cuerpo se convierte en polvo, ¿no?...
y lo que IMPORTA de este templo no es lo visible)

y cuando las cosas se ponen difíciles en pareja

hay que seguir comunicando, hablando entre sí,
o con un sacerdote o consejero, o amigos en la fe

Y más que nada
Darse cuenta de que el aborto
NO ES ni
JAMÁS DEBE SER
Método anticonceptivo
¡Si aceptamos esto, borramos 95% de los abortos!
¿Por qué no comencemos allí?

Irapuato, Guanajuato
Centro de Convenciones de Irapuato • 17 de mayo de 2014

***

EL RESPETO
Mi querida familia guadalupana...

Todo eso de derechos de la mujer,
su "derecho a decidir"
no es la clave.

Debemos respetarnos mutuamente:
a nosotros mismos
a nuestros cuerpos
y a nuestra propia sangre

No necesitamos el derecho a matar a nuestros hijos,

pero sí necesitamos campañas de concientización
para exigir **que los hombres *y las mujeres* se respeten
mutuamente!!**

El derecho a "decidir" a abortar,
no es "liberación" para nosotras las mujeres

es esclavitud

nos convierte en herramientas de placer
objetos a ser usados

y a nuestros HIJOS en daños colaterales

es más bien liberación para los hombres, no para nosotras...

La gente pro-aborto dicen que "aman" a las mujeres
Que quieren proteger sus derechos

Y YO TAMBIÉN.
Y los derechos de las mujercitas no nacidas.

Sé lo que digo... porque...

Viví toda mi vida al lado de una mujer
que abortó a su hijo,
a mi hermano...

Después del divorcio de mis padres,
Ese hermanito (o hermanita)
habría sido muy bienvenido en mi mundo
que por entonces
estaba muy solitario y triste

Mi madre nunca **podía** abrazarme ni besarme,
No celebramos ni cumpleaños ni la Navidad en mi casa

a veces se encerraba tan profundamente
dentro de sí... deprimida... amarga...

que durante muchos años perdió la vida
no sólo de su criatura, sino de ella misma.

y aunque ahora entiende y acepta la misericordia de Dios –
COMO TODOS DEBEMOS HACER –

sigue lamentando la decisión,
Y YO la lamento...

Porque aunque la cuido con todo mi amor y todas mis fuerzas
A veces parecen insuficientes

Irapuato, Guanajuato
Centro de Convenciones de Irapuato • 17 de mayo de 2014

A veces el tiempo no me alcanza
Y tanto yo... como ella... agradecería
La presencia de quien nos ayude...

[MAYBE HERE '40 años']

**

Quisiera regalarles 40 años

¿Por qué pasar 40 años en
debates, confusión, incertidumbre...

en ver cómo se erosiona
su increíble cultura mexicana –

si juntos, hoy
podemos aclarar muchos temas
y hacer retroceder esta ola de violencia
contra sus niños no nacidos..?

Esta es la quinta conferencia pro-vida en su país en la que he tenido
El honor y el privilegio de participar
en tan solo 9 meses.

Y he notado algo que me parece muy claro

La cultura de la muerte
Tan bonitamente envuelta en papel multicolor

En mensajes engañadores
Trucos lingüísticos, verdades a medias o mentiras escondidas

Carrera final

Se encamina hacia su país

Los mismos argumentos
que ya no hablamos mucho en mi país
Me parece que han renacido en su país

Son los mismos mensajes que
sin sospecharlo
se nos vendían a nosotros los norteamericanos
en la década de los
SETENTA y OCHENTA.

Y son el motivo por el cual

A partir del año 1992
Comencé a dar un testimonio pro-vida en mi país
De la misma índole
que éste que les presento hoy

El aborto ya se está haciendo parte aceptada
de algunas culturas
o por lo menos de la mentalidad corriente

**

y con él, NO somos mejores.
Ni más plenos o alegres
ni estamos más satisfechos

Al contrario
Parece que andamos mucho
MENOS contentos, y MAS confusos.

Irapuato, Guanajuato
Centro de Convenciones de Irapuato • 17 de mayo de 2014

Como cultura, el aborto – nos ha dañado

Si bien el mundo está más avanzado
En lo tecnológico,
en sus avances científicos...

a la vez está también profundamente atrasado –
y hasta perdido – en lo espiritual.

Por lo menos, esa es mi humilde opinión

**

Y la verdad es que esta cultura
Denominada por nuestro queridísimo SANTO Juan Pablo
Segundo
"CULTURA de la MUERTE"

se encamina hacia todos los países
Que aun rechazan despenalizar el aborto

O mejor dicho
Que aun RECONOCEN
La santidad de la vida

Es muy importante mantener
Una actitud fuerte hacia la protección
de todos los seres humanos
En especial los que no tienen voces ni fuerzas...

De verdad, los NO nacidos deberían tener
MAS DERECHOS que nosotros!

¿por qué?

Es así legalmente, bajo la ley, en otros casos

Quién tiene más derechos en una agresión?
El agresor violento o la víctima débil?

Quién tiene más derechos en un tiroteo?
Los delincuentes disparando sin querer
o los peatones cercanos inocentes y sin arma,
saliendo para dar un paseo?

Es curioso que en estos 2 casos,
Todos dirían que la VICTIMA debería tener más derechos –
y no el agresor o delincuente.

¿por qué no se piensa así cuando es un ABORTO?
¿por qué es el revés?

La gente pro-aborto insiste en que el AGRESOR merece los derechos, y el indefenso no…

No estamos pidiendo MAS derechos de parte del niño no nacido, sino derechos IGUALES. DERECHO ALGUN.
Derecho solo a la VIDA para poder después gozar de la plenitud de los derechos bajo la ley.

SI NO TENEMOS CUIDADO…

Irapuato, Guanajuato
Centro de Convenciones de Irapuato • 17 de mayo de 2014

Si permitimos que los "poderosos" se deshagan de los indefensos...
por conveniencia o preferencia personal...

Mañana...
el próximo indefenso
seré yo o serás tú...

...en 20 o 30 años cuando ya no seamos tan útiles,

o no seamos parte rentable
del "plan" de la familia o de la sociedad...

**

Y me atrevo pararme aquí sugiriendo todas estas cosas porque

Soy empleada de la Guadalupana

Y San Juan Dieguito
Es mi supervisor directo

Así como Dieguito, el pobre indio,
que hablaba un idioma extranjero

sin duda lleno de un temor profundo como yo --

pidió y encontró las fuerzas
para presentarse ante el obispo --

y transmitió el mensaje que
era mucho más importante de él

así yo, hoy,
la mensajera extranjera

me paro ante ustedes
con un mensaje parecido,

actualizado un poco para el día de hoy pero al fondo,
la misma esencia, la misma urgencia

un mensaje que me urge compartir,

un mensaje lleno de sentido común, de sacrificio y de amor

un mensaje que YA todos CONOCEMOS
en nuestros corazones
"un mensaje de la verdad de la vida"

**

Este mensaje también es una lección.

Necesitan saltar, evitar

esos 40 años de angustia
que hemos vivido en mi país,

Los millones de niños perdidos y mujeres lastimadas y amargadas.

Quiero regalarles estos años de lucha a favor de la vida

Quiero ayudarles a aprender de los errores ya cometidos

Irapuato, Guanajuato
Centro de Convenciones de Irapuato • 17 de mayo de 2014

a evitar los efectos secundarios que muchos están experimentando en carne propia, y a evitar PERDER TIEMPO

quiero que entiendan
el daño que ya resultó
y que sigue EMPEORÁNDOSE
por haber adoptado el aborto como parte aceptable de la vida.

Quiero llegar tanto a sus corazones como a sus mentes

Quiero que mantengan un equilibrio
Entre sus emociones Y lo racional
Entre el estudio teológico, el bíblico y el místico

Un equilibrio
Entre pláticas sobre exorcismo
Y los sobre
Las cartas apostólicas de Juan Pablo II

Un equilibrio
Entre devoción a increíbles Santos místicos como
San Francisco Y Santa Teresita de Lisieux
Y otros teólogos como
Santo Tomás de Aquino

Un equilibrio y apreciación
Hacia diversas ordenes de sacerdotes
Y religiosos cada uno que tiene
sus características destacadas

Hay espacio para todos a la mesa del Señor
Todos debemos llevarnos bien
y

Carrera final

SOPORTARNOS como una familia *por amor*

No podemos pelear entre nosotros
Luchar DIVIDIDOS en esta batalla
Porque así
Fácilmente nos vencerá el adversario sin duda

O por lo menos
Malgastaremos MUCHO tiempo
Y cada segundo perdido
Se convierte en VIDAS PERDIDAS

Solo les pido que busquen ese equilibrio
Y tolerancia
que nos mantiene sanos
Y fuertes para la batalla.

Estamos luchando en 2 frentes,
2 campos de batalla distintos:

el ESPIRITUAL
y
el TERRENAL

Y es imprescindible tomar consciencia de ambos

Mientras nos enfocamos en la fe,
en las señales,
en el peligro del demonio
y las cuestiones místicas,

Irapuato, Guanajuato
Centro de Convenciones de Irapuato • 17 de mayo de 2014

todo ello realmente importante,
verdadero y un don de Dios
para fortalecer nuestra fe y guiarnos,

mientras hacemos eso, a veces hasta por demás

y olvidándonos de lo lógico y listo
que es el ser humano nuestro adversario...

a veces los propulsores del aborto
trabajan a nuestras espaldas,
aprovechando el tiempo, y hasta burlándose de nosotros,

de nuestra fe

y opinan que nuestro enfoque espiritual es una desviación
en nuestros esfuerzos.

En mi opinión,
tenemos que mantener un equilibrio,
la vista enfocada en el camino.
Por eso tenemos la VENTAJA de lo que se llama
EL MAGISTERIO DE LA IGLESIA

Un cuerpo definitivo de enseñanza para ayudarnos
A no equivocarnos ni confundirnos

Todavía no somos espíritu
Sino carne
Y hay que seguir trabajando
En concordancia con nuestra esencia

Carrera final

A la gente proaborto
No les molesta para nada
Que pasemos tiempo – y MUCHO –
Hablando del demonio o de señales...
Por más verdaderos que fueran

A veces
Hasta nos hacen parecer
tontos, anticuados, nacos...
sin argumentos fundamentados

Es una desviación, *en su opinión*

Todo esto del infierno y el demonio,
Son cosas en las que no creen.

A veces, aprovechan

siguen haciendo su trabajo en la tierra
procurando alcanzar sus metas

Y presentan estas metas y sus esfuerzos
Especialmente en los medios de comunicación
como algo más "concreto" o más "moderno".

A veces llegan – si no somos listos –
A hacernos dudar de nosotros mismos.

ES UN TRUCO lo que hacen
Y una tentación para que caigamos en la soberbia
Una tentación que debemos resistir

Irapuato, Guanajuato
Centro de Convenciones de Irapuato • 17 de mayo de 2014

En fin, no pretendo desanimarlos,
No pretendo que dejen de fijarse en señales
O en lo místico... regalado por Dios

(Hasta en mi propia vida y la de mi esposo,
Tengo muchas historias 'místicas' que podría contarles!)

Solo estoy advirtiendo
Para que tomemos las cosas
De forma lenta, con reflexión Y buen equilibrio.

**

De verdad, es necesario un equilibrio
si vamos a enfrentar esta batalla y a buscar el éxito.

Tenemos que ser comprensivos,
pero a la vez firmes

Debemos ser listos como el zorro
y pacientes, pero firmes,
como el torero

y NO se desesperen!
No se den por vencidos!

El hecho de rescatar a solo UN bebé del aborto,
de apartar a UNA sola pareja
de esa decisión emocionalmente dañina,
ya es un verdadero éxito.

**Por eso, a mi me gusta enfocarme
en éxitos pequeños,**
y no sólo en el éxito supremo de abolir el aborto
por completo en este país.
presten atención a su mundo, a sus palabras

y también escuchen.
permitan que la Verdad les HABLE al corazón.
Claro será

POR ESO estoy AQUÍ

No porque CREO algo que quiero que Uds. CREAN

Sino porque SUFRÍ algo que quiero que Uds. NO SUFRAN

Mi madre sufrió algo que quiero que ninguna mujer sufra

EL AMOR busca el BIEN del otro!
y
Los que realmente TE AMAN, no esconden la verdad

No te permiten hacer cosas que después te harán daño

sino que
TE AYUDAN A CARGAR TU CRUZ

Es curioso como el maligno nos tienta
nos convence de que algo es "bueno" o aceptable

"no es un bebé…"
"no es una persona…"

Irapuato, Guanajuato
Centro de Convenciones de Irapuato • 17 de mayo de 2014

"será rápido, fácil, seguro…"

y después el mismo que nos convenció
con sus mentiras tan dulces, e inocentes…

nos abandona
hasta se burla de nosotros…
y nos deja en nuestra vergüenza y soledad

PRUEBA CIERTA de la FALTA del amor…

Y DIOS QUIERE **SACARNOS** DE ALLÍ!!
EL AMOR Verdadero ES ASÍ!
HASTA DESPUÉS DE **TRAICIONARLO,**
NO PUEDE MENOS porque EL AMOR ES ASÍ!

**
Este mensaje han sido tan solo un eco moderno
Del que la Guadalupana le confió a Dieguito –
nada nuevo.

Esto es lo que el Señor quiere de mí:
Que llegue mi testimonio
A quienes tengan ganas de escuchar
y que permita que él se ocupe del resto.

¡Y quiere el mismo de ustedes!
¡Enciéndanse!
¡Sean valientes en el valor de sus propios testimonios,
y compártanlos con el mundo!

¿Qué fue que dijo la Guadalupana...?

Que no tengamos miedo... que nada nos altere...
"Tú eres mi mensajero, en ti pongo toda mi confianza."

Ni la mentira, ni la muerte tendrá en donde esconderse.
Ni tampoco tendremos que escondernos de nosotros mismos.

Que vayamos todos en adelante bajo el manto seguro
De ella que debería ser
Nombrada por las Naciones Unidas
el próximo "patrimonio nacional" de este país
Nuestra Señora de Guadalupe

De su hijo que nos amó tanto
Como para decirnos
Y señalarnos con su cuerpo

YO ME SACRIFICO POR TI

Que aprendamos a sacrificar como él
POR AMOR

****

Que confiemos todos en su
misericordia y perdón,
Tan dulcemente
Alabado en este canción
Cantada por mi esposo
Joseph Lee Hooker
"Jesús, confío en ti"